RÉVOLUTION

DE

LA MÉDECINE.

RÉVOLUTION

DE

LA MÉDECINE,

OU

RÉGÉNÉRATION

DE

L'ART DE GUÉRIR;

Ouvrage où l'on expose une nouvelle doctrine sur l'organisation et la désorganisation animale, préférable aux anciennes, et où l'on fait voir la nécessité de réformer la théorie et la pratique dans une infinité de points essentiels.

PAR LE CIT. LEBESCHU, MÉDECIN.

Les sciences sont le flambeau des nations et leur plus beau triomphe.

TOME PREMIER.

A PARIS,

CHEZ { MÉQUIGNON, lib. rue des Cordeliers, n°. 3,
LEFORT, lib. place du Carrousel,
Et l'Auteur, rue des Arcis, n°. 11, près celle des Ecrivains.

AN VII.

DISCOURS

PRÉLIMINAIRE.

QUAND on considère le grand nombre de maladies contre lesquelles l'art de guérir n'offre que des secours impuissans, du moins dans une infinité de cas, on est tenté de croire que la médecine est encore dans son berceau. Cette partie des connoissances humaines est si peu avancée qu'il vaut peut-être mieux renverser tout-à-fait l'ancien édifice, pour faire servir ses matériaux à une nouvelle construction, que de chercher à le réparer. Comment pourroit-on autrement mettre chaque chose à sa place et établir l'ordre nécessaire dans les différentes parties du bâtiment ?

C'est ce que j'entreprends de faire en publiant un ouvrage intitulé : *Révolution de la médecine, ou régénération de l'art de guérir.* L'entreprise est hardie, je l'avoue, et surpasse peut-être mes forces ; mais j'imagine que beaucoup de physiciens auront senti comme moi la nécessité d'une réforme en médecine. Si mon plan est conforme à leurs vues ; si le nouvel édifice est appuyé sur des bases solides, j'espère qu'ils concourront à lui donner du développement.

Sans me laisser aller à un excès de présomption, j'aime à croire qu'ils trouveront mes principes conformes à l'expérience et à la raison, quoique fort différens en bien des points de ceux qu'on a enseignés jusqu'ici dans les écoles. J'ai adopté bien des choses des anciennes théories, mais je les ai tellement changées qu'elles sont à peine réconnoissables.

La pratique est ma boussole ; je ne regarde une théorie comme bonne que lorsqu'elle est d'accord avec l'expérience. Il faut que l'une corresponde avec l'autre, sans quoi les nouvelles conceptions ne valent pas mieux que les anciennes. La pratique est une véritable pierre de touche avec laquelle on découvre si un remède mérite d'être adopté, ou si au contraire il doit être rejetté comme inutile ou dangereux. On doit avoir pour maxime de n'en admettre qu'autant qu'ils sont fondés sur l'utilité et reconnus comme salutaires.

Qu'on ne croie pas que l'envie de donner au public un ouvrage sous un titre pompeux, soit le motif qui m'anime en lui présentant celui-ci. Le desir de lui fournir de nouvelles armes, et des armes plus sûres que les anciennes, contre une infinité de maux dont on n'a pu encore le délivrer, voilà ce qui m'engage à lui offrir un travail nouveau sur une matière qui l'intéresse essentiellement.

Nos anciennes institutions avoient tellement vieilli, non-seulement sur la politique et sur la jurisprudence, mais sur les sciences qui font la base des professions les plus utiles; la rouille des tems avoit tellement rallenti le mouvement des rouages de ces antiques machines que le génie régénérateur qui plane depuis quelques années sur notre hémisphère, particulièrement sur le sol de la république française, devoit renverser ces vieux monumens étayés pour la plupart sur les préjugés et sur la superstition.

Les sciences exactes et démonstratives,

jv

le raisonnement d'accord avec l'expérience journalière, tels doivent être les guides de l'entendement humain dans une époque comme celle-ci, où la raison se trouve épurée et dégagée de toutes les chimères des tems antérieurs au nôtre.

Il faut savoir estimer, dans l'antiquité, ce qui est véritablement digne de notre admiration; mais ne faire cas des choses que parce qu'elles sont anciennes; n'oser faire la réforme des antiques abus, c'est se rendre complice des maux qui en résultent, c'est montrer une soumission aveugle à l'empire des préjugés, qui tient de l'esclavage.

C'est le propre des hommes asservis de respecter les antiques erreurs et de n'oser, pour-ainsi-dire, rien entreprendre de nouveau; mais les hommes libres sont à l'abri de cette espèce d'abrutissement; ils ne mettent point de bornes à leurs conceptions. Quelques anciens que soient les abus et les préjugés, quelque sacrée qu'en paroisse être la source, ils sappent et détruisent tout ce qui n'est pas conforme à la saine raison; ils rejettent tout ce qui n'est pas d'accord avec l'expérience.

En examinant attentivement tout ce qui

a été écrit sur la médecine, en soumettant au creuset de l'expérience tous les secours qui ont été imaginés contre la foule de maux qui attaquent sans cesse la frêle humanité, on reconnoît à chaque pas l'empreinte des préjugés et les prestiges de l'ignorance. Que doit-on penser de cette foule de prétendus remèdes fondés sur la superstition? des ablutions merveilleuses de certaines eaux? de la puissance de certains personnages révérés sous le rapport de la croyance religieuse, à qui on attribue le droit exclusif de guérir certaines maladies?

Nous blâmons avec raison l'invention de l'astrologie judiciaire, et l'usage absurde qu'en faisoient les anciens, relativement à la santé et aux principaux événemens de la vie. Cette science ridicule, qui n'est fondée que sur l'artifice et l'imposture, déshonore l'esprit humain. Cependant je trouve encore moins déraisonnable, toute absurde que soit cette fausse science, de croire à l'influence des astres, qu'au pouvoir d'êtres qui n'ont peut-être jamais existé que dans l'imagination des fourbes qui avoient intérêt de les supposer, ou dans celle des gens crédules qui ont eu la simplicité de les croire.

Comment des hommes raisonnables peuvent-ils croire, de bonne foi, que des êtres en tout homogènes à eux, en supposant qu'ils aient existé, puissent, par une prétendue intercession divine, les délivrer de leurs maux corporels ? Tous les hommes ne peuvent-ils pas compter également sur la protection de l'auteur de leurs jours ? Ceux qui se disent privilégiés sont des imposteurs qui cherchent à le persuader aux autres pour parvenir à leurs fins cupides et ambitieuses.

Ces abus des croyances religieuses déshonorent celles qui les admettent. De telles absurdités sont propres à répandre le pyrrhonisme, et sur les cultes et sur la médecine elle-même, puisqu'elle n'a encore pu rendre ses effets assez sensibles pour dissiper de pareilles visions.

Les astres, du moins ceux qui composent le systême planetaire, ont quelqu'influence sur notre globe, comme notre globe en a sur eux, et nous qui sommes des émanations du globe terrestre, devons être soumis à cet effet. Or, l'astrologie des anciens étoit fondée sur le cours des astres, particulièrement des planetes dont la terre fait partie.

Je suis bien éloigné d'être le partisan de

leur ridicule système à cet égard, où la ruse et le mensonge avoient plus de part que l'amour de la vérité ; mais je ne le suis pas davantage des abus enfantés par le fanatisme. L'aveugle crédulité des peuples et la ruse de ceux qui la leur inspirent font le fond de cette nouvelle magie qui a été mise à la place de l'ancienne.

Quelle opinion doit-on avoir des augures des Romains, peuple fameux dont la majesté s'est tant fait admirer de ses voisins et de la postérité entière, où le vol et le chant des oiseaux étoit un pronostic assuré de la victoire ou de la défaite ? et des entrailles palpitantes des victimes qui, chez tous les peuples de l'antiquité, donnoient des indices, regardés comme certains, de ce qu'on avoit à craindre ou à espérer, et portoient le désespoir dans le cœur des malades ou leur faisoient concevoir l'espérance du retour de la santé ?

Cependant les peuples dont la croyance étoit si aveugle sur certains points, excitent notre admiration sur beaucoup d'autres ; leurs exploits guerriers, leurs actions héroïques, la sagesse de leurs lois, leurs entreprises hardies, leurs inventions et leurs arts dont plusieurs furent portés au plus haut degré, leurs dialectes même qui sont au-dessus de toutes les langues modernes; tout cela fait voir que les peuples de l'antiquité auroient été véritablement grands s'ils n'avoient pas été aveuglement soumis à l'empire de la superstition.

Les hommes sans instruction réelle, c'est-à-dire, sans connoissance des lois de la nature, croient tout ce qu'on cherche à leur persuader. Les imposteurs qui sont en grand nombre par-tout, profitent de cette simplicité et de cette disposition aveugle à tout croire.

Pauvre peuple! ton sort sera toujours d'être trompé, tant que tu resteras aveuglement soumis à l'empire des préjugés! Dissipes les ténèbres qui obscurcissent ta raison; fais des efforts pour t'instruire et pour te rendre familières les connoissances les plus indispensables! Tâches sur-tout d'appercevoir le mécanisme par lequel la nature opère ses principales merveilles, si tu veux cesser d'être dupes de charlatans de toute espèce.

Si on veut être plus heureux qu'on ne l'a

été jusques ici dans la recherche des causes premières des maladies, il faut s'élancer au-delà du cercle des connoissances acquises à ce sujet, et fonder une doctrine nouvelle basée, non-seulement sur l'observation, mais sur le mouvement universel qui préside à toutes les opérations du systême animal. Il faut saisir la nature sur l'œuvre, si on peut s'exprimer ainsi, et dissiper les nuages dont elle s'enveloppe en produisant des causes de destruction qu'on n'a encore pu appercevoir. Pendant qu'on ne fera que répéter les erreurs inventées pour expliquer les phénomènes les plus essentiels à connoître, pendant qu'on ne fera que ruminer, pour-ainsi-dire, ce qui a été dit et écrit des milliers de fois, sans rien apprendre de positif, et même sans mettre sur la voie des découvertes plus heureuses, on restera dans l'ignorance des causes qui produisent les maux les plus destructeurs et par conséquent des moyens d'en arrêter le cours.

L'antiquité a produit de grands hommes dans toutes les branches de la philosophie. Celle qui a pour objet la conservation de la vie des hommes, n'est pas celle où l'on s'est moins distingué. Des génies, tel qu'Hippocrate, qui en est comme le fondateur, tels que Socrate, Platon, Aristote, Théophraste, qui, sans se livrer à la pratique de la médecine en embrassèrent la théorie, ne pouvoient manquer de bien observer le cours des choses humaines par rapport à la santé, et d'appercevoir l'ensemble du systême du monde ; mais ils étoient privés du secours des procédés analytiques sans lesquels on ne sauroit pénétrer dans l'intérieur des corps, ni par conséquent connoître leurs principes constituans.

C'est la chymie qui procure ces précieux avantages, sans lesquels il est impossible de connoître l'organisation animale. Les anciens manquoient presque totalement de secours de ce genre, car il ne paroît pas qu'ils aient été versés dans la chymie, sinon peut-être pour la métallurgie, du moins la fonte, l'épuration et l'amalgame qu'ils savoient faire des métaux, semblent l'indiquer.

Les hommes qui se destinoient à l'exercice de l'art de guérir n'étoient pas les seuls qui se livrassent chez les anciens à l'étude de la médecine ; les savans qui chez eux étoient connus sous le nom de philosophes, la faisoient entrer dans leur plan d'instruction ;

ils n'en embrassoient pas toutes les branches, mais ils s'attachoient à ce qu'elle offre de plus intéressant dans la théorie et dans la pratique. Après l'illustration qu'Hippocrate imprima à l'art de guérir, les plus célèbres philosophes en étudièrent les principes. Ces hommes faits pour être les instituteurs universels du genre humain, firent même passer ce goût aux guerriers et aux politiques. Aristote mit la médecine au nombre des connoissances dont il se proposa d'orner l'esprit de son immortel élève; aussi vit-on Alexandre, à la tête de ses armées, visiter les blessés après les combats, et présider lui-même aux secours qu'on devoit leur administrer, ou lorsqu'une épidémie et une contagion venoient à pénétrer dans ses camps, consulter les hommes les plus capables de lui faire connoître les moyens de les faire cesser.

Long-tems après Alexandre, Mithridate, roi de Pont, porta ses connoissances dans l'art de guérir encore plus loin, ce qui prouve que l'usage de le faire entrer dans l'éducation des princes, n'étoit pas aboli 300 ans après le tems où vivoit Alexandre, car il y a à-peu-près cet intervalle de tems entre ce conquérant et Mithridate. Le dernier soignoit lui-même ses soldats, ou présidoit à l'emploi des remèdes qu'on devoit leur appliquer. L'antidote qui porte son nom, et qu'il avoit composé pour ne pas tomber vivant au pouvoir des Romains, ses implacables ennemis, de peur de servir aux triomphes de leurs généraux, fait voir que ses lumières en médecine avoient une grande latitude.

Quel attachement de la part des soldats ne devoit pas procurer un tel usage à ceux qui les commandoient, particulièrement aux princes qu'ils regardoient comme leurs hcefs suprêmes? Un roi qui quitte la pompe et l'éclat du diadême pour se familiariser avec ses sujets et leur administrer des secours dans leurs infirmités, emploient sûrement les moyens les plus capables de se les attacher.

La médecine s'est enrichie de grandes découvertes depuis un siècle, à l'aide des progrès de la physique et de la chymie, qui marchent à pas de géant vers leur perfection.

Cependant il s'en faut bien que l'art de guérir soit fondé sur des théories lumineuses

et assis sur des bases inébranlables. Bien
loin que cela soit, on voit sans cesse des
systêmes se succéder pour expliquer l'organisation et la désorgation animale. Celui
des molécules organiques, de Buffon, dont
toutes les écoles ont retenti, du moins en
France, est presqu'entièrement oublié. Un
autre lui a succédé, qui a bien plus de partisans, sans avoir peut-être plus de fondement, c'est celui de l'excitabilité de Brown,
médecin écossais.

Son auteur n'a pas eu la satisfaction de
voir sa doctrine célébrée pendant sa vie,
semblable en cela à beaucoup d'autres innovateurs qui n'ont pas joui du fruit de leur
travail. C'est assez long-tems après sa mort
qu'elle a trouvé des défenseurs zélés qui, en
lui donnant du développement en ont fait
un systême séduisant, sur-tout pour les
élèves, d'autant plus qu'il les dispense d'apprendre beaucoup de choses qui paroissoient
indispensables avant cette espèce de révolution en médecine.

Il convient d'observer que la doctrine de
Brown a très-peu de sectateurs dans le pays
où elle a pris naissance ; c'est en Allemagne
et plus encore en Italie qu'elle a tourné les

têtes ; elle y est tellement suivie qu'on ne sauroit se montrer attaché aux anciennes théories , sans passer pour ignorant ou pour homme à préjugé aux yeux des partisans de la nouvelle secte.

On peut appliquer à Brown le proverbe qui dit que nul n'est prophête dans son pays , car il n'a pas joui , dans sa patrie , d'une brillante réputation , ni comme instituteur ou professeur , ni comme praticien. Il est vrai qu'il avoit de grands défauts , sur-tout celui d'aimer le vin , qui lui a fait négliger ses affaires domestiques et l'a fait passer une partie de sa vie dans les prisons. Peut-être néanmoins ses ennemis ont-ils contribué à lui attirer ses malheurs , car il en a eu de puissans parmi ses propres confrères , et tous les innovateurs , c'est - à - dire , tous ceux qui cherchent à étendre la sphère des lumières doivent s'attendre à en avoir.

Quoiqu'il en soit , la doctrine de Brown , développée par Weikard, Jones, Frank , et par quelques autres célèbres médecins , a quelque chose de séduisant , sans qu'elle soit assise sur des bases bien solides ; car Brown et ses sectateurs , sentant bien que leur systême n'est pas susceptible de démonstration , l'ont exposé tout simplement sans se donner la peine de l'étayer de preuves. Brown étoit un grand latiniste , plus métaphysicien que physicien à ce qu'il paroît , qui , après avoir examiné les différens systêmes des anciens s'est attaché à celui qui étoit plus de son goût et plus conforme à sa manière de voir. Celui des anciens méthodistes qui admettoient le *strictum* et le *laxum* , paroît être la base du systême de l'excitabilité ; il faut cependant avouer que l'auteur de ce nouveau systême a fait de grands changemens à celui des anciens , et que s'il a fondé un nouvel édifice sur d'antiques colonnes , ce n'a été qu'en lui donnant de nouvelles dimensions.

L'excitabilité (*incitabilitas*) est la disposition qu'ont les parties mobiles du corps humain d'être agitées et de produire les différentes actions auxquelles elles sont destinées ; l'excitement (*incitatio*) consiste dans l'effet de cette propriété mise en mouvement. Tout ce qui accélère ce mouvement est appellé excitant par les Browniens et tout ce qui le ralentit débilitant ; cette division des différentes puissances , qui agissent sur nous en bien ou en mal , revient assez à celle qui les distingue en stimulantes ou échauffantes, et en calmantes ou refrigérantes.

Brown et ses sectateurs divisent les maladies en sthéniques et asthéniques; cette division est conforme à celle qui les distinguoit auparavant en aigues et en chroniques, à quelques différences près; car les partisans de l'excitabilité rangent, parmi les asthéniques, plusieurs maux qui sont ordinairement regardés comme aigus.

Une particularité du systême de Brown, relativement à la pratique et qui mérite par conséquent d'être observée, c'est que l'auteur de ce systême et ses sectateurs sont fort portés pour l'emploi de ce qu'il appelle les excitans; ce qui convient réellement dans bien des circonstances, mais pas, je crois, aussi généralement, du moins dans nos climats et suivant notre manière de vivre, qu'ils le pensent.

On ne sauroit avoir trop d'égard en médecine à ce qu'on appelle le *modus vivendi*. Tout le monde sait qu'un homme sujet à abuser des liqueurs spiritueuses et à s'en ivrer, ne doit pas être traité comme un autre dans ses maladies. Si on le prive tout-
à-coup

à-coup de l'excitant, pour parler le langage des Browniens, qui soutient ses forces et si de plus on lui fait subir des évacuations qui contribuent à l'affoiblir, il court grand risque de perdre la vie ; pendant qu'un sujet beaucoup moins fort en apparence, parce qu'il vit d'une manière moins artificielle, peut supporter et la diète et les évacuations dans ses maladies, sans que sa vie soit en danger.

On a raison de dire que les habitudes sont une seconde nature. Quand on est accoutumé à certains usages, on a bien de la peine à les quitter, et si on a assez d'empire sur soi pour y parvenir, on ne doit jamais chercher à le faire brusquement, mais peu-à-peu et d'une manière presqu'insensible, pour que le changement ne fasse pas d'impression sur le système.

La manière de vivre des différens peuples est fort différente par rapport aux climats qu'ils habitent. Les peuples du Nord prennent beaucoup d'excitans, sur-tout des spiritueux qui semblent convenir dans leurs climats pour affoiblir l'action du froid. Les habitans des pays chauds font tout le contraire ; ils se rafraîchissent continuellement avec ce que les partisans de l'excitabilité appellent des débilitans et qui me paroissent être des excitans à leur égard : par exemple, les glaces dont on fait un si grand usage en Espagne, en Italie et dans tous les pays chauds où l'on peut se procurer de la neige pour les composer, sont certainement des excitans, puisqu'elles donnent du ressort aux fibres et animent les forces ; quand elles ne feroient que diminuer dans le système le calorique qui relâche les nerfs et détruit les forces, lorsqu'il est trop abondant, elles deviendroient par - là excitantes. Or, on ne sauroit contester cet effet à des corps tels que les glaces qui, contenant peu de calorique, sont dans le cas de s'emparer d'une portion de celui qui se trouve dans les parties environnantes des viscères où elles sont déposées. Une loi de l'hydrostratique nous apprend que les fluides tendent à se mettre en équilibre avec eux-mêmes et avec tous les autres corps. Il est donc certain qu'en introduisant des substances froides dans le système, on décharge la masse d'une portion de calorique qui est absorbée par ces corps froids.

Il seroit possible que l'action que produit le froid sur nos fibres put aussi, en rétablissant leur élasticité, leur donner du ton et par conséquent des forces. Quoique cet effet du froid ne soit pas facile à expliquer, on ne doit pas, pour cela, en nier l'existence. On observe beaucoup d'autres phénomènes dont on ne sauroit rendre compte et qui n'existent pas moins.

Les peuples qui habitent des climats tempérés n'ont pas besoin de se tant échauffer que ceux des contrées boréales, ni de se tant rafraîchir que ceux des contrées ardentes. La nature les porte à n'abuser de rien et à se tenir dans un juste milieu par rapport aux excitans et aux débilitans qui corresponde au degré de température où ils se trouvent placés ; l'expérience est d'accord avec ces principes. Les Français, qui habitent la partie la plus tempérée de l'Europe, ne sont pas autant portés, en général, à user des spiritueux que les peuples qui habitent des contrées plus froides.

La conséquence que je veux tirer de ce qui vient d'être exposé, c'est que les excitans et les débilitans ne doivent pas être indistinctement conseillés dans les diverses régions : ici il faut échauffer, là il faut rafraîchir ; dans d'autres positions, il faut tenir la balance et n'être extrême ni dans un sens ni dans l'autre ; ce seroit donc à tort qu'on recommanderoit également les échauffans dans les différentes contrées, sans faire attention à leur degré de température.

Il ne suffit pas d'avoir égard aux climats ; on doit faire la même chose par rapport aux habitudes. Un peuple est-il porté à s'échauffer par ses jouissances et ses habitudes ? on doit prescrire aux malades des remèdes peu échauffans, mais qui, en même tems, ne refroidissent pas avec excès.

Les médecins les plus renommés, parmi ceux qui ont écrit sur l'excitabilité, habitant des pays où les hommes passent pour aimer les excitans, il ne seroit pas surprenant qu'ayant contracté eux-mêmes cette habitude, ils les conseillassent par une espèce d'instinct qui auroit plus d'empire sur eux que le raisonnement ; on ne doit pas néanmoins faire de reproches aux hommes sur leur manière de vivre : il en est de la manière de voir, à cet égard, comme de la manière de penser. Celle qu'on a paroît toujours la meilleure.

Au reste, la nature ayant prévu que les hommes seroient exposés à supporter le froid et le chaud, et les vicissitudes de l'un et de l'autre dans les différens climats où ils se trouveroient placés; ayant prévu de même qu'ils pourroient abuser des choses qu'elle mettoit à leur disposition et que leur propre industrie pourroit leur faire inventer, elle a donné une grande latitude à leur constitution pour supporter le froid et le chaud et les excitans ou débilitans qui en sont les moteurs.

En convenant que les partisans de l'excitabilité ont raison jusqu'à un certain point, de conseiller les excitans dans les maladies et qu'il vaut mieux, en général, être un peu extrême dans ce sens que dans le sens contraire, j'estime qu'il faut bien se donner de garde de trop eçhauffer, ce qui peut avoir les conséquences les plus fâcheuses dans une infinité de circonstances.

Je n'approuve pas l'usage trop général qu'ils font de l'opium. En supposant qu'il ne soit qu'un simple excitant, ce qui peut n'être pas assez démontré, je ne vois pas la nécessité d'avoir si souvent recours à un remède qui a des propriétés léthifères, pendant qu'on a tant d'autres excitans qui en sont exempts, ou qui ne sont nuisibles que

lorsqu'on en abuse d'une manière extrême.

Un autre reproche qu'on pourroit faire aux
sectateurs de Brown, c'est de ne point assez
joindre les débilitans aux excitans, en faisant servir les premiers de correctifs aux
derniers. Qu'on fasse un très - grand usage
du quinquina dans la pratique de la médecine, à la bonne heure, c'est un excellent
remède dont l'emploi doit être presque général dans les maladies; mais comme il est
excitant ou échauffant à un degré éminent,
on doit empêcher qu'il n'aiguillonne trop les
fibres et ne les dispose à l'éréthisme par
l'emploi des détendans, des émolliens et des
mucilagineux, qu'on appellera, si l'on veut,
des débilitans. Prenons pour exemple la petite vérole; certes, cette espèce de mal étant
putrescent, on ne sauroit mieux faire que
d'user d'un anti-septique tel que le quinquina
qui est en même tems excitant, c'est-à-dire,
doué de qualités propres à chasser le levain
variolique du centre, à la circonférence, et à
empêcher qu'il ne s'en fasse des dépôts sur les
parties essentielles à la vie; mais un remède
aussi échauffant donné dans une fièvre érup-
tive, c'est-à-dire, dans une maladie accom-

pagnée de fièvre et d'inflammation, exige en même tems l'emploi des remèdes tempérans qui corrigent l'effet de l'excitant.

Ce sont sur-tout les tempérans qui ont la propriété d'adoucir les fluides et de détendre les solides, tels que le lait d'amandes douces, celui qu'on prépare avec l'amande de coco, les émulsions qu'on fait avec les semences froides qui sont également une espèce de lait, qui doivent servir de correctifs au quinquina et aux autres excitans dans la petite vérole, d'autant plus qu'ils nourrissent et dispensent de faire prendre beaucoup de bouillon. Cette espèce de nourriture est contraire aux vues qu'on doit se proposer dans les affections où les humeurs contractent de la disposition à l'alkalescence.

Lorsque la petite vérole est accompagnée d'une putridité marquée, on doit avoir recours aux anti-septiques acides, ou au moins acidules, tels que la limonade, l'orangeade, le petit-lait, le jus de groseille, de verjus, d'épine-vinette, de pomme, étendus dans une grande quantité d'eau avec addition d'un peu de sucre. Le quinquina est encore plus nécessaire dans les petites véroles compliquées de fièvre putride que dans celles qui ne le sont pas ; mais on doit , par ces divers moyens, modérer son action ; des légers sudorifiques doivent aussi faire partie de ce traitement. On ne doit nourrir les malades qu'avec des bouillons maigres , de gelées de fruit , des émulsions refrigérantes et d'autres alimens analogues à ceux-là.

Qu'a-t-on à craindre dans les maladies putrescentes ? La décomposition des fluides opérée par un mouvement intestin trop actif et la mortification des solides, c'est-à-dire, la destruction de la machine. Dans un pareil cas , on doit avoir recours aux excitans pour chasser le poison au - dehors ; mais on ne sauroit trop s'attacher à en modérer les effets par des correctifs appropriés.

Les mêmes règles doivent être observées dans la plupart des autres maladies. D'un côté on doit chercher à chasser au - dehors les agens morbifiques ou à les neutraliser au-dedans par des combinaisons qui les mettent hors d'état de nuire ; mais ces vues ne pouvant se remplir sans employer des secours échauffans , ou , pour parler le langage des browniens, des excitans, on doit avoir l'attention d'en modérer l'énergie par des correctifs capables de contre - balancer leurs effets. Sans cette prévoyance, les traitemens des maladies aiguës ou sthéniques exposeroient presque toujours les malades à des accidens fâcheux.

On peut dire, du systême de l'excitabilité, que les accessoires font singulièrement valoir le principal. En effet, les notes et les commentaires des défenseurs zélés de ce systême, tel que ceux de Weikard, de Jones, de Frank et de plusieurs autres médecins célèbres qui ont écrit sur cette matière, renferment des détails intéressans et donnent des développemens à la doctrine de Brown, sans lesquels elle ne seroit pas si séduisante. Son auteur, prétendant être cru sur parole, ne s'est pas donné la peine de l'accompagner de preuves. Sans ses disciples ou ses partisans, il y a tout lieu de croire qu'elle seroit tombée dans l'oubli.

On pourra comparer celle que je vais exposer à celle de Brown, et juger laquelle mérite la préférence. Tout ce que je puis dire en faveur de celle - là, c'est que je la crois plus conforme au cours ordinaire des choses et aux opérations de la nature relatives au règne animal. Je suis peut-être prévenu en faveur de mon ouvrage. C'est au lecteur éclairé et impartial qu'il appartient de juger la question.

EXPOSITION

D'UNE

NOUVELLE THÉORIE

SUR

L'ORGANISATION

ET LA DÉSORGANISATION

ANIMALE.

CHAPITRE PREMIER.

De l'influence des astres et des effets de la fermentation.

Avant d'entrer en matière, il convient de rapporter ce qui paroît plus vraisemblable sur l'influence des astres, particulièrement sur celle du globe terrestre, relativement aux corps organisés qui en sont des émanations.

Avant qu'on sût expliquer les principaux phénomènes de la nature, on avoit recours à l'influence des astres, pour rendre compte des effets dont les causes étoient ignorés. A mesure que la physique s'est perfection- née, on a rejetté les causes ocultes et on s'est mis sur le pied de ne croire que ce qui est démontré par l'expérience ou par les règles les plus strites du raisonnement..

Dans l'état actuel de nos connoissances , on ne sauroit admettre l'influence des astres que par rapport aux effets qu'ils produisent sur le globe terrestre et par suite sur les corps animés qui en font partie ; ces effets sont de la part du soleil , la chaleur qu'il communique à notre planete et à tous les corps qui en dépendent, et la force attrac- tive qu'il exerce sur elle. Sans la chaleur solaire , la terre seroit continuellement dans un état de congelation ; aucune organisation ne pourroit y avoir lieu. Il est donc certain que le feu qui émane du soleil est le principe vivifiant qui agit sur le globe terrestre et il l'est de même , suivant toute apparence , des autres corps célestes qui composent le système planétaire , puisqu'il paroît démon- tré qu'il les échauffe et les éclaire tous plus ou moins dans la proportion de leur éloi- gnement , sans que la règle des distances soit seule observée ; car il peut les échauffer suivant le rapport de leur rarescence et de leur densité.

Les physiciens ont supposé, avec toute la vraisemblance imaginable, que les planetes les moins éloignées du soleil, telles que Mercure, Vénus, la Terre et la Lune, étoient les plus denses, et que celles appellées supérieures par rapport à la terre, qui sont à une distance beaucoup plus considérable du soleil, étoient plus rares. La raison, très-plausible qu'ils en apportent, c'est que la chaleur solaire calcineroit ou vitrifiroit Mercure et Vénus, ainsi que tous les corps qui se trouvent placés sur ces deux planetes, s'ils n'étoient pas plus denses que la terre et que les planetes supérieures. Mars, Jupiter et Saturne, ne seroient qu'un amas de glace, s'ils n'étoient pas plus rares que notre globe qui, dans certains points et dans certains tems, est lui-même exposé à éprouver cet accident. Cette hypothèse est du petit nombre des idées sublimes qui font un honneur infini à l'entendement humain ; cette manière d'expliquer comment le feu du soleil échauffe d'une manière presqu'égale les corps célestes, quoiqu'ils se trouvent plus ou moins éloignés de lui, est très-ingé-

nieuse et en même tems fondée sur les princi-
cipes de la saine physique.

Il ne paroît pas que les anciens aient connu
cette belle théorie ; les astronomes modernes, sur - tout Newton, passent pour en
être les inventeurs.

La plus forte action qu'exerce le soleil sur
la terre, est due à l'émanation de ses rayons
dont la chaleur l'échauffe et l'éclaire.

L'attraction est un phénomène singulier
apperçu par le célèbre Newton, suivant lequel les astres s'attirent mutuellement par
des règles combinées sur leurs masses et sur
leurs distances. Le soleil exerce une puissance d'attraction sur la terre ; il doit donc
avoir de l'influence sur elle sous ce rapport.
Ainsi, la chaleur, la lumière, l'attraction
sont les causes principales de l'influence solaire sur la terre.

Ses habitans attribuent peut-être gratui-
tement une grande influence à la lune sur
leur globe ; le vulgaire la regarde comme
l'agent de tous les grands phénomènes et de
tous les événemens remarquables qui leur arrivent. Eprouve-t-on une grande sécheresse ?
on attend de la pluie à chaque changement de
phase de la lune. Des pluies trop abondantes

et de trop longue durée causent-elles au contraire de grands ravages ? on espère qu'elles finiront au prochain quartier de la lune.

Les laboureurs, les vignerons, les jardiniers, les marins lui attribuent les effets les plus extraordinaires. L'opinion des cultivateurs qui ne sont point assez éclairés est que la lune est l'agent de tous les phénomènes qui sont relatifs à la végétation. Si les récoltes sont abondantes, c'est à la lune qu'on en est redevable ; si les peines et les soins du laboureur ne sont pas récompensés, la lune en est de même la cause ; c'est elle qui fait fructifier la vigne ou la rend stérile ; c'est elle qui rend les fleurs doubles, ou les prive de cet avantage ; c'est elle qui produit la variété de leurs couleurs ; c'est elle qui accorde un vent favorable aux navigateurs ou déchaîne contre eux la tempête ; enfin, la lune produit des effets merveilleux et l'influence des autres astres est presque nulle suivant les opinions les plus communes.

Les compositeurs d'almanachs savent mettre ce genre de crédulité à profit et faire varier le tems à chaque phase de la lune ; mais Diane ne se pique pas souvent d'accomplir leurs prédictions ; malgré leurs mensonges, qui sont souvent manifestes, ils ne manquent pas de dupes qui, par la force de l'habitude, s'empressent autant d'acheter leurs fausses prédictions que s'ils disoient toujours la vérité. Qu'ils rencontrent juste une seule fois, en voilà assez pour que toutes les fautes précédentes soient oubliées.

S'il s'agissoit de raisonner sur l'espèce de superstition qui est relative à la lune, on démontreroit aisément que rien n'est plus absurde que les effets merveilleux qu'on lui attribue. A quoi se réduit en effet l'influence de la lune sur notre globe ? à son attraction et à la lumière qu'elle y réfléchit. Son attraction est évidente, et comme elle est infiniment moins éloignée de la terre que les autres planetes ; elle est de tous les corps célestes celui qui en exerce le plus sur la terre. Les physiciens conviennent presque généralement que c'est la puissance attractive de la lune qui produit le flux et le reflux de la mer.

Un autre bienfait de la lune, c'est celui par lequel elle éclaire la terre et ses habitans pendant la nuit, mais elle ne le fait que partiellement, ou n'en éclaire qu'une certaine quantité en même tems. S'il eût été possible qu'un corps opaque tel que la lune éclairât

la

la terre presque généralement au défaut du soleil, son séjour auroit été encore plus agréable; mais un tel corps n'auroit pu produire cet avantage sans être plus éloigné, et alors, quoique plus gros, il n'auroit pas produit plus d'effet. Le monde, suivant toute apparence, ne pouvoit être plus parfait.

Quant aux effets qui tiennent aux causes occultes qu'on attribue à la lune, on peut les révoquer en doute sans disconvenir qu'il peut en exister dont les causes sont peut - être ignorées, mais qu'on ne doit pas se soumettre à croire jusqu'à ce qu'ils n'aient été démontrés. Pour ce qui est de la pluie et du beau tems, qu'on attribue à la lune, c'est une rêverie; il y a des pays où il ne pleut point, par exemple, en Egypte; on n'y croit pas moins aux merveilles de cette planete, puisque c'est un des premiers pays où la lune a été adorée sous le nom de Diane; il pleut plus en général sur les bords de la mer, d'où sort l'eau pluviale, que dans l'intérieur des terres, parce que les nuages y sont plus épais, plus pesans et plus disposés à tomber; cela se fait par une raison connue, du moins des physiciens. Il n'est donc pas besoin de recourir à la lune pour en rendre compte.

C

Les changemens de tems sont bien éloignés de quadrer avec les phases de la lune qui se renouvellent tous les huit jours. Quand le tems est au beau, c'est ordinairement pour un long espace, et quelquefois pour une saison entière ou peu s'en faut ; lorsqu'il est à la pluie, c'est aussi pour un long intervalle dans bien des circonstances. On voit des années pluvieuses où il tombe de l'eau sans cesse, et d'autres trop sèches où il n'en tombe pas assez, et l'excès de pluie ou de sécheresse se fait sentir tantôt dans une contrée, tantôt dans une autre. Ce qui paroît certain, c'est qu'il n'y a qu'une quantité donnée d'eau, de feu et d'air, et que la distribution de ces élémens fluides ne se fait pas toujours régulièrement, sur-tout celle des deux premiers qui sont sujets à cet égard à de grandes variations ; tantôt un pays en a plus, tantôt moins, sans que la lune y fasse la moindre chose. Il a fait, l'été dernier, des chaleurs extraordinaires à Pétersbourg, c'est-à-dire, dans un climat placé près le pôle boréal ; dans une autre année ce sera tout le contraire, et le froid se fera sentir dans ce pays jusqu'au milieu de l'été.

Si les changemens de tems ne sont pas dûs

à la lune, les phénomènes de la végétation ne doivent pas davantage lui être attribués; ils sont une suite du chaud et du froid, du sec et de l'humide. Si la lune ne produit pas ces derniers, qu'est-ce qui peut porter à croire qu'elle produit les autres ? On dira que les fleurs sont doubles à certaines époques; oui, parce que toutes les conditions favorables à la végétation s'y trouvent réunies ; par exemple, au printems, à la fin de l'été.

On doit ajouter que le phénomène des fleurs doubles et plusieurs autres relatifs à la végétation n'ont pas lieu par-tout, qu'il n'arrive que dans les pays et les sites avantageux; qu'ainsi il est dû à une réunion de circonstances favorables et non à la lune, puisque, suivant cette dernière supposition, il devroit arriver par-tout et pendant tout le tems que la végétation reste en pleine activité. Les soins des jardiniers, pour améliorer les terres, pour placer les végétaux dans des lieux où ils se plaisent et où ils sont bien cultivés, voilà en quoi consiste le secret pour avoir des fleurs doubles.

Les autres astres ne paroissent agir de même que la lune sur les corps sublunaires que par

leur attraction et par la lumière qu'ils fournissent ; que par leur balancement ils contribuent à tenir la terre en équilibre, c'est
ce que personne ne conteste ; mais quel effet
direct produisent - ils sur nous ? Nul qui
soit sensible. On prétend qu'en comprimant
l'air ils nous font vivre dans un milieu plus
dense. Cela n'est nullement prouvé ; il ne
paroît pas que la pression des astres s'étende
jusqu'à notre atmosphère. Comment en exerceroient-ils qui nous fût sensible, s'ils sont
placés dans le vîde, et si leur poids ne peut atteindre l'atmosphère terrestre dans laquelle
nous vivons sans un fluide qui se propage
jusqu'à elle ?

Il existe une autre influence plus immédiate et plus puissante que toutes celles dont
il vient d'être fait mention, c'est celle de la
terre sur les êtres qui l'habitent. Mais, dirat-on, comment la terre peut-elle agir sur les
êtres vivans, autrement qu'en leur fournissant tout ce qui est nécessaire à leur subsistance ?

Avant de répondre à cette question, il
faut considérer avec attention les divers
mouvemens de notre planete et examiner

quels sont les rapports qu'ils peuvent avoir avec nous. —

La terre a , comme tous les autres globes du système planétaire , un mouvement circulaire ou elliptique d'occidens en Orient , qui s'accomplit en 365 jours et 6 heures moins 11 minutes , et un autre sur son axe ou sur elle-même qui s'exécute en 24 heures. Ces deux mouvemens paroissent en produire un troisième qui est insensible dans l'intérieur de la terre ; ce troisième mouvement est un mouvement intestin qui échauffe l'intérieur de notre planete et y développe les germes des minéraux. La chaleur centrale , qui est invariable et qui est toujours à 10 degrés un quart au thermomètre de Réaumur dans nos climats , semble provenir de ce mouvement interne de la terre.

En quoi consiste-t-il? Quelle est son mode d'action ? Qu'est-ce qui doit porter à croire qu'il existe ?

Le mouvement intestin de la terre est , comme son nom l'exprime , un mouvement de fermentation ou d'action réciproque des différens principes que ce globe renferme , par lequel ils s'unissent ensemble et forment des combinaisons. Le mode par lequel cela s'opère, est le même que celui par lequel des corps, après avoir été formés, se dé-composent spontanément sur la surface du globe, par l'impulsion d'un mouvement qui paroît général et qui ne varie dans ses effets que par son plus ou moins d'énergie. L'existence de ce mouvement est prouvée par la formation et la destruction successives des corps, qui ne sauroient avoir lieu sans qu'une cause les détermine.

Le mouvement circulaire et intestin de la terre semblent en produire deux de même nature sur les corps vivans qui s'y trouvent placés. La circulation du sang dans le règne animal et celle de la sève dans le végétal, consistent dans un mouvement elliptique plus ou moins prolongé, qui a du rapport avec le mouvement circulaire de la terre et paroît en être une suite.

Pourquoi paroîtroit-il étonnant que des corps émanés de la terre et qui en sont des dépendances, subissent en petit un mouvement circulaire comme elle ? Dans cette supposition, il ne seroit pas extraordinaire que celui de la terre qui a besoin du cours d'une année pour s'accomplir, fût représenté par un qui s'acheve dans un petit nombre

de minutes chez la plupart des animaux : il
y a tant de différence entre la masse de la
terre et celle de l'homme, qui est le premier
être du règne animal, que le petit nombre
de minutes que son sang met à parcourir
tout son système vasculaire, peut équivaloir
à la durée du mouvement circulaire de la
terre, quoique ce dernier ne s'acheve que
dans l'espace d'une année.

Il n'y a point à la vérité d'intervalle mar-
qué entre un mouvement circulaire du sang
et celui qui lui succède ; mais il n'y en a pas
non plus entre une révolution de la terre et
celle qui doit la suivre. Un mouvement étant
achevé, un autre recommence aussi-tôt, sans
qu'il y ait plus d'intervalle entr'euxqu'il n'y
en a entre les parties ou les points indivi-
sibles qui les composent.

Le mouvement intestin que subissent les
corps fluides et solides, est encore plus indivisible que le circulaire ; il est perpétuel et
ne varie que par son intensité ; on ne peut
pas le comparer à celui que la terre acheve
sur son axe en vingt-quatre heures, mais au
mouvement intestin que ses deux autres mouvemens développent dans son intérieur.

Les deux mouvemens combinés de la terre

produiroient donc, suivant cette hipothèse, le mouvement universel par lequel les productions des trois règnes sont crées, et ce mouvement universel n'est lui-même autre chose que le mouvement intestin ou spontané qui paroît exister dans tous les corps. C'est par ce dernier mouvement que s'opèrent toutes les combinaisons des principes élémentaires à l'aide des germes primitifs; c'est par le secours de ce mouvement modéré et réglé que tous les corps s'organisent, et c'est par le même mouvement qu'ils se détruisent, quand il a trop d'énergie. C'est ainsi que le feu, lorsqu'il est modéré, vivifie tous les corps vivans et les détruit quand il devient excessif. La chaleur douce du printems fait éclore les végétaux et les animaux, pendant que la chaleur excessive de l'été les dessèche et les fait périr. Il en est qui résistent long-tems aux effets de la chaleur, mais ils finissent par y succomber, sur-tout les végétaux qui ne peuvent pas s'y soustraire en se mettant à couvert comme les animaux. Les bois sont ceux qui résistent le plus; ils ne font souvent que perdre leurs feuilles sans se dessécher tout-à-fait.

La comparaison entre les effets du feu

apparent, tels que ceux que produisent le feu solaire et l'ignition des corps combustibles et des effets du feu invisible, tel qu'est celui qui se développe dans les entrailles de la terre et dans l'intérieur des corps n'est pas si déplacée qu'on pourroit le croire. L'action du feu peut être vive ou modérée. Dans le premier cas, elle brûle et détruit tout; dans le second, elle organise et vivifie tout, comme on l'a déjà fait observer. Le mouvement intestin qui met le feu principe des corps en mouvement fait la même chose. S'il est fort, il détruit au lieu de produire; s'il est doux au contraire, il ne fait subir aux corps que des modifications, et changer leurs qualités par de nouvelles combinaisons des principes élémentaires.

Qu'on refuse d'admettre le mouvement intestin des anciens ou la fermentation des modernes, comme agent général des opérations de la nature dans le règne minéral, quoiqu'il paroisse l'être réellement, il n'y a rien d'extraordinaire en cela, vu que ses effets, étant cachés dans l'intérieur de la terre, ne se manifestent pas à nos sens; mais ne pas reconnoître le même principe pour l'agent des productions des deux autres règnes, pendant qu'on en a journellement des preuves sous les yeux, c'est se refuser à l'évidence.

Qu'on porte ses regards sur tout ce qui se passe autour de soi, on verra si le mouvement intestin n'est pas la cause, non-seulement de l'organisation de tous les corps, mais aussi de leur destruction. Pendant qu'il est doux et modéré, il travaille à produire ; il agit dans le sens contraire aussi-tôt qu'il devient excessif.

Prouvons ce que nous avançons par ce qui nous environne et se passe au-dedans et au-dehors de nous, en commençant par ce qui fait la base de notre existence.

Que prétendons-nous faire en laissant en repos, pendant quelque tems, la pâte dont nous voulons faire du pain ? Nous voulons, n'est-il pas vrai, que le mouvement fermentatif la saisisse, l'atténue et lui fasse perdre une partie de l'air renfermé dans la substance du bled, pour que la digestion du pain qui en doit résulter soit plus facile. Quelle est notre intention lorsque nous préparons des boissons fermentées avec différens fruits ou avec les substances sucrées ? Il est évident que nous cherchons a rendre l'action de notre estomac moins pénible , en lui présentant une nourriture liquide qui contienne des esprits propres à l'échauffer , à prévenir les effets de la putrescence , et qui fasse prendre en même tems une bonne direction à la digestion , en empêchant la masse alimentaire de se corrompre. N'est-ce pas dans les mêmes vues que nous faisons fermenter le *caseum* du lait pour en faire du fromage , afin que d'un aliment froid nous en fassions un aliment chaud capable de servir de ferment pour digérer les substances qui , comme les légumes , les fruits et les viandes , n'ont pas subi l'action du mouvement intestin ? et par rapport aux dernières , si nous les gardons pendant quelques jours , sur-tout lorsqu'il fait froid avant de nous en servir , n'est-ce pas pour qu'elles soient pénétrées jusqu'à un certain point par le mouvement intestin et rendues plus tendres ? La maturité des fruits , des légumes , ne s'opère-t-elle pas elle-même par une espèce de fermentation qui élabore leurs sucs , de manière à nous les rendre agréables au goût , et faciles à digérer ? L'effet de la fermentation , du moins de celle qu'on appelle spiritueuse , n'est-il pas en général de combiner les principes des substances muqueuses et nutritives , de telle sorte qu'elles flattent le sens du goût?

Il est manifeste , d'après cette courte ex-position , que tout ce qui précède la prépa-ration de nos alimens , tend à les ramollir , à les rendre plus suaves au goût , plus légers sur l'estomac , en faisant évaporer une partie de l'air qu'ils renferment.

Qu'on juge de ce qui se passe au-dedans de nous pendant la digestion par les effets qui l'accompagnent , et on verra que le mou-vement intestin est le mode principal de la restauration animale. Beaucoup d'air, comme dans la fermentation du pain et du vin , sort de l'estomac par ses deux orifices pendant la digestion. La liqueur blanche qui résulte de la masse alimentaire , n'est point une simple émulsion comme le prétendent les hommes attachés au système des mécaniciens , ou un simple extrait tiré de leurs sucs , qui n'en diffère que parce que plusieurs substances alimentaires de différentes qualités sont mê-langées. Le chyle est une liqueur déjà en partie animalisée , tant par l'effet des sucs digestifs qui s'y combinent, que par celui de la fermentation qui préside à sa confection; et remarquez que les boissons fermentées qui sont des liquides mixtes d'une nature plus simple que le chyle, sont blanchâtres pendant qu'ils sont en pleine fermentation ; le vin, sur-tout le blanc, l'hydromel, la bière, le cidre, donnent une écume très-blanche lorsqu'on les verse dans des verres, pendant le premier effet de la fermentation ; ces boissons ont alors une couleur blanchâtre.

Peut-on se refuser à croire que le mouvement intestin et spontané a, non-seulement lieu dans les premières voies, mais dans les secondes, et qu'il tourne même à la putrescence dans certaines circonstances ; quand après avoir mangé des asperges, des choux, des raves, on rend de l'urine qui a, non-seulement l'odeur de ces alimens, mais une odeur putride, n'est-il pas évident que les sucs de ces alimens ont fermenté dans les premières et les secondes voies et qu'il en est résulté une excrétion disposée à l'alkalescence ? La même chose n'a-t-elle pas lieu à l'égard des *feces* de toute espèce de nourriture, puisque les matières des déjections ont toujours une odeur putride ? Ne remarque-t-on pas, d'un autre côté, que les residus des digestions ont une odeur qui approche de celle qui s'exhale des matières qui ont servi à faire des boissons spiritueuses, quand surtout la masse alimentaire est composée de matières très-fermentescibles, comme sont les fruits et tout ce qui contient le corps muqueux.

Qu'est-ce qui donne à l'urine une odeur de violette, quand on fait usage de la térébenthine ? N'est-ce pas là encore un effet très-marqué du mouvement intestin ?

Une chose qui mérite d'être observée, c'est que ce ne sont pas les excrémens des hommes les plus robustes qui exhalent l'odeur la plus fétide, mais ceux des enfans et des veillards. Pourquoi ? parce que le mouvement circulaire a moins d'activité chez eux que chez les adultes, et que le mouvement intestin, d'après nos principes, a d'autant plus de force qu'il est moins combattu par le mouvement circulaire des fluides, lequel est principalement augmenté par les exercices du corps.

On pourroit rapporter, s'il en étoit besoin, une infinité d'autres preuves pour constater l'existence et les effets du mouvement intestin dans l'acte de la restauration animale. C'est une chose palpable qu'on ne sauroit révoquer en doute, et qui n'a point échappé aux anciens. Un des plus érudits (Galien) parle souvent de l'action du mouvement intestin ; Avicenne, le chef de l'école arabe , lui attribue de même les principaux phénomènes de l'animalisation. Paracelse , un des plus grands hommes qui aient paru immédiatement après le rétablissement des lettres , et long-tems après lui Vanhelmont, Sylvius et plusieurs autres médecins d'une grande réputation, ont également regardé ce mouvement comme l'agent général de la nature. A l'époque où vivoient ces derniers, qui véritablement étoient des partisans exagérés du systême dont il s'agit, il s'éleya une grande querelle entr'eux et les mécaniciens. Vanhelmont et les partisans de son systême étant extrêmes dans leurs prétentions, donnèrent beau jeu aux mécaniciens qui les terrassèrent et firent oublier presqu'entièrement l'hypothèse du mouvement intestin. Depuis cette époque on a renoncé à la seule théorie qui puisse servir à expliquer les phénomènes de l'animalisation. Il est tems de la tirer de l'oubli où elle est restée depuis cette époque ; mais en écartant les idées extravagantes de quelques hommes dont les intentions pouvoient être bonnes , mais qui, ayant des idées exaltées, ont nui à leur cause.

De quelle autre manière pourroit-on expliquer les phénomènes de l'organisation animale? Comment sur-tout rendroit-on compte de la transmutation des sucs des végétaux en liqueurs animales, en chairs et en os qui en diffèrent essentiellement? L'action du simple mouvement circulaire ne peut pas opérer ces prodiges. Mêlez, avec tant de force que vous voudrez, des liquides mixtes, vous n'en changerez pas par là les qualités; mais laissez-les en repos, et vous verrez qu'un agent insensible, qui n'est autre chose que le mouvement intestin, les fera changer de nature.

Mais, dira-t-on, c'est mettre lefeu à la maison que d'introduire la fermention dans le corps humain; je n'en disconviens pas, puisqu'elle gît dans le développement du feu principe des corps ou du calorique combiné; cela n'empêche pas qu'elle ne puisse avoir lieu dans le système, et y produire de bons effets, sans qu'il y ait à craindre que l'ignition s'y manifeste. Un des arts mécaniques des plus simples est celui du charbonnier; hé bien,

cet

cet artisan grossier sait faire produire au feu, sans déflagration, les effets dont il a besoin pour convertir le bois en charbon, c'est-à-dire, pour le brûler par suffocation et concentrer le calorique du bois dans le charbon, en faisant évaporer toute son humidité. Le grand secret du charbonnier consiste à se rendre maître de l'air, à n'en pas laisser entrer assez dans son fourneau pour que la déflagration du bois puisse avoir lieu, et en même tems à ne l'en pas priver au point que le feu s'y éteigne.

Est-il à craindre que les précautions prises par la nature dans le systême, par rapport à l'action du feu, soient moins sûres que celles d'un homme sans lumières, tel qu'est un charbonnier ? L'auteur de toutes choses qui sait balancer dans l'espace immense peut-être des millions de globes d'une grosseur prodigieuse, qui sait les tenir en équilibre et les faire mouvoir autour d'un centre commun sans se nuire ni se déranger, sait sûrement employer l'action d'un de ses principes élémentaires pour mettre les autres en mouvement, sans qu'il soit à craindre que la destruction entière des corps chez qui cela se passe puisse arriver.

D

Quand on considère tout ce qui sert à modérer les effets du mouvement intestin dans le système, et à empêcher qu'il ne prenne trop d'intensité, on voit qu'il n'y a point d'ignition spontanée à craindre dans les corps animés. L'air n'y a pas un assez libre accès, et les conduits, par où il passe, ne sont pas assez inflammables pour que cet accident puisse avoir lieu.

Il en est de même du mouvement intestin qui n'est, à proprement parler, qu'un mode d'action de la part du principe igné. Le défaut d'air, sur-tout dans les secondes voies, empêche qu'il n'acquiért trop d'énergie. Le mouvement circulaire des fluides et les divers exercices des solides, contre-balancent ses effets et empêchent qu'il ne prenne trop de force. Des fermens acides placés dans les premières voies lui donnent une direction convenable et servent à prévenir ses mauvais effets pendant que l'ordre naturel subsiste. Ainsi le mouvement intestin n'expose pas à autant de dangers qu'on pourroit l'imaginer.

Il ne faut pas croire néanmoins qu'il n'y en ait point à craindre de sa part; que les limites qui lui ont été assignées viennent à être détruites, et bientôt l'ordre établi par la nature sera renversé ; que l'air se trouve chargé de miasmes capables d'altérer les fermens de la bouche, de l'estomac et des intestins ; que la nourriture liquide ou solide se trouve de mauvaise qualité ; que trop d'exercices ou de repos, de veille ou de sommeil ; en un mot, qu'il y ait excès dans la manière d'user des six choses non naturelles, et bientôt le mouvement intestin se trouvera prendre trop d'intensité. Un genre de vie bien réglé, un régime approprié, un bon tempérament et une habitation placée en bon air, sont ce qu'il y a de plus propre à modérer les effets de ce mouvement et à le contenir dans de justes bornes.

Les médecins admettent tacitement sa présence dans le système en parlant continuellement des fermens de la digestion, des levains et des germes des maladies. Peut-on révoquer en doute son existence, quand il se manifeste à chaque instant et paroît être le moteur de l'organisation et de la désorganisation animale ; car ce mouvement sert, non-seulement à développer les corps, mais à les faire rentrer dans le néant, suivant qu'il est plus ou moins énergique. La fermentation spiritueuse paroît être celle qui a la propriété d'organiser. L'acide et la putride sont désorganisantes ; elles servent par conséquent à détruire les corps organisés, c'est-à-dire, à rompre l'aggrégation de leurs principes élémentaires. La fermentation putride est celle qui détruit plus promptement les corps ; elle produit une telle chaleur qu'en peu de tems toutes les parties liquides sont évaporées et les parties solides desséchées ou fondues. La fermentation acide ne leur fait subir d'abord que des modifications, mais ces modifications sont bientôt suivies de putréfaction, du moins à l'égard des substances consistantes qui s'aigrissent et se putréfient presqu'en même tems. Ce n'est donc pas avancer un paradoxe que de dire que la fermentation est l'agent ou le mode de création et de destruction des corps.

Quant à leur création, comment expliqueroit-on autrement la réproduction des vivipares et des ovipares ? La semence qui en est le principe, ne constitue-t-elle pas un véritable ferment à l'aide duquel les intentions de la nature sont remplies par l'effet du mouvement intestin, doux et modéré, c'est-à-dire, par l'action bienfaisante du feu ?

car on ne doit pas considérer ici la fermentation autrement que comme une action très-foible du feu, autrement elle ne seroit pas propre à organiser. Examinez la ressemblance qui se trouve entre ce qui se passe dans la réproduction des êtres vivans et les corps liquides et solides qu'on veut conserver en leur faisant subir une fermentation lente, et vous verrez que c'est la même puissance qui agit dans les uns et dans les autres. Le sperme et la matière propre à le développer, qui sont contenus dans l'*uterus*, à l'égard des vivipares, et dans l'œuf à l'égard des ovipares sont, n'est-il pas vrai, sans communication avec l'air extérieur. La liqueur fermentée qu'on renferme hermétiquement dans une bouteille est dans le même cas et même plus exactement séparée encore de l'air atmosphérique. Dans l'un et l'autre cas, la fermentation est presque insensible, parce qu'elle est gênée par la privation de l'air extérieur ; aussi ses effets, sont-ils très-foibles dans ces sortes de cas, et observez que le mouvement circulaire auquel les liqueurs animales sont sans cesse assujetties, contribue beaucoup à amortir les effets du mouvement intestin ; cela est si vrai qu'aussi

tôt que le sang qui flue dans les accouche-
mens est séparé du torrent de la circulation
et exposé à l'action de l'air, il se décompose
et même se putréfie.

La chaleur qui a lieu dans la gestation des
vivipares et dans l'incubation des ovipares,
est à la vérité beaucoup plus forte que celle
qui règne dans une cave, laquelle n'équivaut
ordinairement, qu'a la chaleur centrale de la
terre; mais aussi les effets du mouvement
intestin sont bien plus prompts dans la réproduction des êtres que dans la confection
des liqueurs. D'un autre côté, les fluides et
les substances animales sont plus fermentescibles que le suc des fruits qui le sont le plus;
les premiers le sont à un tel point qu'il a
fallu toutes les précautions employées par la
nature pour les préserver de la putréfaction
qui menace sans cesse de les saisir, et qui
finit toujours par les atteindre.

Ce n'est pas seulement dans le règne animal qu'on remarque l'influence du mouvement intestin; il a également lieu dans le
végétal. L'existence desvégétaux, depuis le
développement des germes jusqu'à leur destruction, est due à l'effet de ce mouvement
contenu dans de justes limites, et leur ruine

n'arrive que parce que cette barrière vient à être rompue par différentes causes. C'est l'action douce et modérée du feu combiné avec l'eau et les autres principes élémentaires qui produit les végétaux ; l'agent qui met tous ces principes en mouvement n'est autre chose que la fermentation. S'il règne trop de chaleur, les plantes languissent ; elles périssent même, si la chaleur devient excessive ; si la sécheresse est trop grande pour que la préparation des sucs nécessaires à nourrir les végétaux puisse avoir lieu, ils se dessèchent de même et tombent dans un état de langueur. Le mouvement intestin ne peut pas se faire dans les corps qui sont secs, où il ne s'y exécute que très-lentement, quand ils ne renferment presque plus d'humidité.

Pour abréger cette explication, on peut avancer que la germination des semences végétales et le développement des plantes qu'elles sont destinées à produire, s'effectuent par l'action du mouvement intestin, et que ces corps sont détruits par le même agent, porté à un trop haut degré. Si on pouvoit pénétrer dans l'intérieur de la terre, on verroit vraisemblablement que le mécanisme de la minéralisation est fondé sur le même principe.

On ne sauroit se rendre familier le mécanisme de l'organisation et de la destruction des corps , sans connoître leurs principes élémentaires. Je vais donner des notions générales suivant l'état actuel de nos connoissances sur ces principes et sur les gaz qui jouent un grand rôle dans l'économie animale.

CHAPITRE II.

Des principes des corps et des fluides aëriformes.

On a cherché dans tous les tems à connoître les principes constituans des corps ; on avoit cru jusques ici qu'il n'y avoit que quatre élémens ; savoir : le feu, l'air l'eau et la terre. Les progrès de la physique et de la chymie ont renversé l'ancienne théorie des élémens , et ont démontré que ces principes ne sont pas simples , étant susceptibles d'être divisés. Les chymistes modernes pensent même que ces divisions pourront peut-être, par la suite, se subdiviser encore, et que par conséquent on ne pourra jamais être sûr d'avoir atteint le dernier degré de division des principes élémentaires.

C'est sur l'air et sur l'eau que les procédés chymiques ont produit depuis quelques années les plus grands phénomènes en changeant absolument les notions qu'on avoit sur ces deux fluides.

On est parvenu à décomposer l'air et à faire voir, par la voie de l'analyse, qu'il est composé de deux principes bien distincts. On a pareillement réussi à décomposer l'eau et à la diviser en deux principes ; et ce qui paroît prouver la bonté desnouvelles théories, c'est que, par la voie de la synthèse, on parvient après avoir decomposé l'eau, à la récomposer, en combinant ensemble les mêmes principes qu'on en a retirés.

Le feu et la terre sont ceux des anciens élémens sur lesquels les travaux chymiques ont produit moins de changemens.

Cependant on a réformé, à l'égard du feu, le phlogistique inventé par Sthal, et on lui a substitué le calorique combiné. Quant à

la terre, on ne sauroit la regarder qu'idéalement, comme un principe simple.

Elle se trouve toujours dans un état de mê-
lange et même de combinaison avec les
autres principes élémentaires pour former
les pierres et les autres minéraux. D'ailleurs,
la terre se divise en plusieurs espèces, qui
sont ordinairement rangées par couches, et
quelquefois néanmoins mêlées les unes avec
les autres. On pourroit demander laquelle
des différentes espèces de terre est la primitive ; est-ce celle qui est connue sous le nom
d'*humus*, et qu'on regarde comme la terre
végétale par excellence? Est-ce celle qu'on
appelle terre glaise? Est-ce celle qu'on appelle marneuse, gypseuse, ou celles qui sont
connues sous d'autres dénominations ? Ce
sont des questions très-difficiles pour ne pas
dire impossibles à résoudre.

Du calorique.

LE terme de calorique est employé aujourd'hui dans la chymie pour désigner le
feu et le phlogistique. Il y a deux espèces de

calorique, l'un combiné qui est celui qui entre comme principe constituant dans la composition des corps ; l'autre interposé qui occupe les vîdes connus sous le nom de pores. Le premier est enchaîné dans les corps par la force d'affinité ou d'attraction , et contribue à former leur substance , même leur solidité. Le calorique interposé est celui qui , sans être engagé dans aucune combinaison , se trouve libre entre les molécules des corps. Il est tantôt plus , tantôt moins abondant , ayant la faculté de circuler librement comme l'air , et se tenant en équilibre avec la masse du calorique , au lieu que l'autre ne varie point jusqu'à la destruction des corps dans la formation desquels il est entré comme principe élémentaire.

De l'air respirable ou atmosphérique.

L'AIR est composé de deux principes bien démontrés; l'un est l'oxigène et l'autre l'azote. L'oxigène est ce qui communique la salubrité à l'air; sans sa présence , tous les êtres animés , si on en excepte les insectes , seroient immédiatement suffoqués ; l'azote est ce qui causeroit cette suffocation. Cependant ce dernier principe, mêlé dans une certaine proportion avec le précédent, constitue l'air respirable ou atmosphérique qui est plus ou moins favorable à la vie animale, suivant qu'il est pur ou combiné avec des matières étrangères. La proportion de l'oxigène et de l'azote dans la composition de l'air atmosphérique, est d'environ un quart du premier et trois quarts du second.

L'oxigène est le principe de l'air qui produit l'inflammation des corps combustibles ; l'azote au contraire la détruit ; mais ce dernier donne la vie aux insectes et aux végétaux qui l'aspirent et transpirent le gaz oxigène, ce qui sert à maintenir l'équilibre de ces deux fluides, qui sans cela seroit exposé à être détruit.

L'air qui a servi à la respiration de l'homme et de tous les animaux, excepté les insectes, est méphitique ; il a besoin de se régénérer dans l'atmosphère, c'est-à-dire, de se dépouiller des principes étrangers avec lesquels il s'est combiné dans le système animal ; c'est pourquoi l'air des habitations a souvent besoin d'être renouvellé.

[61]

Quoique le gaz oxigène soit la partie de
l'air qui est par excellence favorable à la respiration, il ne faut pas en conclure qu'une
masse d'air qui ne contiendroit point d'azote
seroit la meilleure ; de même que l'oxigène
fait consumer beaucoup plus vîte une chan-
delle ou tout autre corps combustible que l'air
ordinaire, de même aussi il accéléreroit les
mouvemens de la vie et la rendroit plus
courte. Ainsi on perdroit en durée ce qu'on
gagneroit du côté de la vigueur et de la force ;
mais il ne dépend pas de nous de le respirer
pur habituellement ; il est toujours combiné
avec l'azote dans l'atmosphère. Ce n'est que
par des procédés chymiques qu'on peut l'obtenir pur, et ils ne permettent pas d'en
coërcer une grande quantité à la fois.

L'azote étant le fluide aëriforme que les
végétaux absorbent de préférence, il doit
s'ensuivre qu'il est favorable à la végétation
comme l'expérience le confirme. C'est par
les trachées placées dans les feuilles que les
plantes aspirent ce fluide, qui de là passe
dans leurs vaisseaux et dans leurs organes
pour les vivifier. Aussi quand les plantes
sont dépouillées de leurs feuilles cessent-elles
de croître et de se développer ; si dans ce

cas le principe de vie peut s'y conserver, il reste dans l'inaction.

Les insectes ont, ainsi que les plantes, la faculté d'absorber le gaz azotique. Les mouches, les papillons, les vers qui les produisent, et les autres insectes se trouvent à l'aise dans ce fluide. Les uns et les autres transpirent de l'oxigène, ce qui paroîtroit démontrer qu'il se fait en eux une combinaison inverse du fluide qu'ils aspirent, et chez les autres êtres animés dans un sens contraire à celui-là, car les premiers aspirent l'azote et transpirent de l'oxigène, pendant que l'homme, les quadrupèdes, les volatiles et tous les animaux excepté les insectes, transpirent de l'azote et aspirent de l'oxigène.

Ce n'est donc pas sans raison qu'on croit que les bois et les insectes servent à purifier l'air. On attribue particulièrement cette propriété aux reptiles et aux insectes veneneux. Si l'azote sert à composer leur venin, ce qui n'est pas encore prouvé, mais est néanmoins probable par l'analogie qui se trouve entre l'un et l'autre, il est sûr que ces animaux doivent servir à dépouiller l'air de son méphitisme.

De l'eau.

L E S chymistes sont parvenus à décomposer l'eau qui cesse d'être un principe élémentaire, si on sépare ses parties constituantes. Suivant les expériences de Lavoisier, qui sont d'autant plus concluantes, qu'il a réussi non-seulement à décomposer l'eau, mais à la recomposer, en employant les mêmes principes qu'il en avoit retirés ; ce fluide est composé d'hydrogène et d'oxigène dans la proportion d'environ une partie du premier et de six parties du second.

L'oxigène est, comme il a été dit en parlant de l'air, le principe qui entretient la vie animale, ce qui le fait appeller générateur de la vie. L'hydrogène est appellé générateur de l'eau, parce qu'il est un des principes qui servent à la composer. Ce gaz fut appellé d'abord air inflammable ; c'est lui qu'on emploie pour élever les aërostats, parce qu'étant de près d'un quart plus léger que l'air commun, il force les balons à s'élever dans l'atmosphère.

De la terre.

LA terre est le seul des anciens élémens que les chymistes modernes n'aient encore pu décomposer; néanmoins ce principe élémentaire ne peut pas être considéré comme simple et indivisible, puisqu'il ne se trouve point de terre dont les parties soient parfaitement homogènes. Les terres et les pierres de différentes espèces, les sels, les métaux, enfin, tout ce qui compose le règne minéral sont pêle-mêle dans ce qu'on appelle la terre. Comment pourroit-on les séparer de la terre primitive et élementaire ? On peut regarder ce principe comme idéal, considéré comme simple et indivisible.

*Des principes secondaires ou des mixtes
simples.*

Les principes secondaires sont des mixtes
simples, c'est-à-dire, des mixtes dans lesquels la masse entière des élémens ne se
trouve pas combinée. D'après ce qui a été
exposé, l'air et l'eau qu'on est parvenu à décomposer, peuvent être considérés comme
les mixtes les plus simples. Il convient de
donner ici une idée de l'hydrogène qui est
un des principes de l'eau, quoiqu'il soit composé lui-même, ce qui prouve que l'eau est
bien éloignée d'être un élément. Je parlerai
aussi très - succintement de l'acide le plus
simple connu d'abord sous le nom d'air fixe,
du gaz nitreux et de leurs propriétés relativement à l'économie animale.

E

Du gaz hydrogène ou de l'air inflammable.

C E fluide aëriforme a été connu long-tems
avant l'invention des balons ; il n'est propre
ni à la respiration, ni à la combustion, ce
qui le distingue de l'air commun ; il s'en-
flamme aisément et avec détonation, quand
il se trouve en contact avec l'atmosphère ;
étant de près d'un quart plus leger que l'air
ordinaire, il s'élève à une hauteur considérable et va prendre, dans les régions supérieures, le rang que lui assigne sa pesanteur
spécifique. Toutes les matières végétales et
animales en fermentation, et les métaux en
décomposition, donnent du gaz hydrogène.
On pourroit en conclure que les métaux sont
produits dans l'intérieur de la terre, comme
les végétaux et les animaux sur sa superficie,
par l'action du mouvement intestin. En effet,
le globe terrestre étant formé de matières
fermentescibles, et ayant, dans son sein,
assez de calorique pour développer la chaleur
nécessaire à la fermentation, il est aisé de
juger quelle doit y avoir lieu, et qu'à l'aide

des germes primitifs qui se régénèrent sans cesse, elle travaille sans discontinuer à composer et à décomposer des corps suivant qu'elle est plus ou moins active, tant dans l'intérieur du globe que sur sa superficie.

L'hydrogène ou l'air inflammable paroît donc être un produit de la fermentation. Ses principes n'étant pas constatés, on ne doit pas hasarder d'hypothèse sur sa composition. Ce fluide aëriforme a une grande affinité avec la matière électrique, ce qui la fait regarder, par les physiciens, comme un des principaux agens des détonnations surprenantes qui se font entendre dans les airs dans les tems d'orages, et des pluies abondantes dont ils sont accompagnés ou suivis.

Du gaz acide carbonique ou de l'air fixe.

LA nature du gaz acide carbonique n'étant pas mieux connue que celle de l'hydrogène, je me bornerai à faire remarquer ses propriétés.

Ce gaz est invisible, élastique, inodore; sa pesanteur est double de celle de l'air atmosphérique; il est acide. Les vins mousseux, la bière, le cidre, les eaux minérales en contiennent une grande quantité. Cette qualité des eaux minérales ne décèle-t-elle pas la présence de la fermentation dans l'intérieur de la terre? C'est lui qui rend les boissons mousseusses et pétillantes, quand elles sont renfermées dans des vaisseaux bien bouchés, car il s'évapore lorsque les vaisseaux ne sont pas exactement fermés. Ce fluide aëriforme paroît être un des phénomènes de la fermentation, puisqu'on le trouve là où il n'existoit point avant qu'elle eût eu lieu. Les liqueurs fermentées n'en contiennent point avant de subir le mouvement intestin, et on l'y trouve après qu'elles l'ont subi. La conséquence à tirer de là, est qu'il est un produit du mouvement intestin, et personne ne la peut la révoquer en doute.

Le gaz acide carbonique se dégageant en grande partie de la terre, sur-tout dans les endroits où il y a des matières en fermentation, c'est une raison pour croire qu'elle a lieu dans l'intérieur du globe, et qu'elle y est l'agent de la minéralisation. Il a déjà été dit que, comme il s'en dégage également des végétaux et des animaux, elle devoit être aussi le principal moteur de la végétation et de l'animalisation. J'insiste sur cette preuve, parce qu'elle équivaut à une démonstration. En effet, s'il est reconnu que l'acide carbonique ou l'air fixe est un produit du mouvement intestin, la conséquence toute simple qu'on en doit tirer, est qu'il a lieu dans les trois règnes, puisque leurs productions en fournissent plus ou moins. Et comment en fourniroient-ils, s'il n'étoit développé par le mouvement intestin qui les pénètre ?

Les lieux où se trouve l'air fixe en grande masse sont les cavités souterraines, où l'air atmosphérique n'a pas un libre accès, les tombeaux, les caves, les puits, les grottes; etc. ces lieux étant ceux où il règne plus de fermentation à raison de la quantité de matières susceptibles de son action, qui s'y trouvent amassées, il n'est pas surprenant que le gaz dont il s'agit s'y trouve répandu plus abondamment que par-tout ailleurs.

Il existe, dans l'état de combinaison dans les pierres calcaires, dans les alkalis et dans un grand nombre de corps, la fermentation : la combustion des charbons, la respiration des animaux, donnent lieu au dégagement du gaz acide carbonique.

E 3

Il est contraire à la respiration des êtres animés ; ceux qui se trouvent environnés de ce fluide sont bientôt suffoqués. Il cause l'asphixie, espèce d'apoplexie qui étouffe, parce qu'elle arrête la respiration. On remédie aux accidens qu'il cause par le moyen de l'alkali volatil, aujourd'hui appellé ammoniac, quand on ne tarde pas à l'employer. Tous les gens instruits ont entendu parler de l'expérience faite à l'académie des sciences en présence de l'empereur Joseph II. Lavoisier mit un oiseau dans l'état d'asphixie par le moyen de l'acide carbonique, qui n'étoit alors connu que sous le nom d'air fixe. Sage l'en retira en lui administrant de l'alkali volatil. L'oiseau qui avoit été comme mort pendant quelques minutes, se réveilla à la seconde application de l'ammoniac, et s'envola ensuite, preuve qu'il avoit recouvré ses sens et ses forces.

Le gaz acide carbonique est nuisible au principe de vie des végétaux, de même qu'il l'est à celui des animaux. En exposant des plantes dans des lieux où il est répandu, il en fane tout de suite les feuilles et fait bientôt périr toutes les parties des végétaux.

Ce gaz est un des principes essentiels des

eaux minérales dont l'élaboration a lieu naturellement dans les entrailles de la terre.
Comment pouvoir se refuser à croire que le
mouvement intestin agit au-dedans comme
au-dehors du globe, puisqu'il est prouvé que
le fluide dont il s'agit est un produit de la
fermentation ? Ce seroit vouloir combattre
l'évidence que de ne pas admettre les effets
généraux du mouvement intestin dans le
règne minéral comme dans les deux autres.

Depuis que l'acide carbonique est connu,
on peut composer artificiellement la plupart
des eaux minérales que la nature offre d'elle-
même aux besoins des hommes dans une infinité d'endroits. La principale difficulté consiste à recueillir et à coërcer ce fluide afin
de pouvoir en saturer de l'eau de fontaine
ordinaire, ou mieux encore, de l'eau de
rivière.

On peut s'en procurer abondamment dans
le tems des vendanges, au-dessus des cuves
où le vin est en fermentation, ou au-dessus
de la bière, au moment où elle subit le mouvement intestin. Mais on n'a pas toujours
des cuves de vin ou de bière en fermentation
à sa disposition. Il y a, d'un autre côté, du
danger à s'exposer à la vapeur méphitique

qui s'en exhale. On peut simplifier les procédés connus pour obtenir du gaz acide carbonique et en employer de plus faciles que celui de Chaulne quoiqu'il soit regardé comme le plus simple de tous. Voici comme on doit s'y prendre : on fait fermenter de l'orge ou toute autre espèce de bled mêlé avec de l'eau, après les avoir fait germer, dans un tonneau d'une certaine capacité, comme un quart de muid, en observant les proportions nécessaires entre le bled et l'eau, et en faisant bouillir cette dernière avant de l'introduire dans le tonneau. On a aussi l'attention de mettre du ferment dans le mélange. On doit se servir d'orge de préférence à toute autre espèce de bled, comme plus facile à faire entrer en fermentation.

Les choses étant ainsi disposées, on a un autre baril à moitié plein d'eau, qu'on fait communiquer avec celui dont il vient d'être parlé, par un tuyau de cuir ou un simple boyau qu'on adapte par les deux extrémités aux ouvertures des deux tonneaux. On adapte un ambout de fer ou de bois qu'on fixe et lutte aux deux bondes des tonneaux. Le tuyau doit avoir une certaine longueur et être percé de quelques trous d'épingles, de peur d'ex-

plosion. Cela fait, on remue de tems en tems
le tonneau qui contient l'eau sans déranger
l'orifice du tuyau flexible de cuir ou de boyau
implanité et lutté dans l'ouverture du second
tonneau. On agite l'eau de tems en tems de
cette manière, comme cinq à six fois par
jour. Au bout de quelques jours elle est suffisamment saturée de gaz acide carbonique.
On la met alors en bouteille, si on veut avoir
simplement de l'eau gazeuse dans le genre
de celle de Spa. On ajoute du fer que l'air
fixe a la propriété d'oxider et quelque sel
neutre, si on veut la rendre ferrugineuse et
purgative; cette dernière espèce d'eau mi-
nérale est appropriée dans un grand nombre
de maladies. On la met en bouteilles et on
la tient dans une cave bien fraîche pour la
conserver, car l'acide carbonique s'évapore
aisément. Le moindre degré de chaleur détruit sa combinaison avec l'eau; il s'en
échappe et va prendre, dans l'atmosphère,
la place que lui assigne sa pesanteur spécifique, ou bien il forme de nouvelles combinaisons avec des substances qui ont plus d'affinité avec lui que l'eau.

L'acide carbonique étant la base des différentes espèces d'eaux minérales, on peut

en composer d'autres que des salines et des ferrugineuses, en employant le souffre, le bitume, le savon et les autres principes que la nature employa elle-même dans leur préparation.

Les gens subjugués par les préjugés prétendront que les eaux minérales artificielles ne peuvent pas avoir des qualités aussi efficaces dans la curation des maladies que les naturelles, parce que les principes qui servent à les composer ne sont pas aussi exactement combinés, et les doses aussi bien réglées.

Bien loin que cela soit vrai, les eaux artificielles sont quelquefois supérieures aux naturelles. En voici la raison : il y a des années où l'eau pluviale étant fort abondante, les principes des minéraux sont trop délayés pour avoir de l'énergie. ; au lieu que les doses sont fixées dans l'élaboration des eaux artificielles. Une autre raison plus forte que celle-là encore est le défaut de fermentation suffisante dans les entrailles de la terre, quand le principe aqueux y est trop abondant, et lorsqu'il refroidit trop les autres ; il nuit au développement du mouvement intestin qui produit le gaz acide carbonique. Alors les eaux minérales naturelles se trouvent privées en grande partie du principe le plus essentiel de tous dans leur élaboration, puisque c'est l'air fixe qui divise les minéraux et en détache des principes. Il est au moins reconnu qu'il a la propriété de dissoudre le fer et d'en résoudre les principes dans l'eau.

Ce qui vient d'être dit concernant l'action du gaz acide carbonique, est une des plus fortes preuves de l'existence de la fermentation dans l'intérieur de la terre. En effet, on doit le regarder comme un produit du mouvement intestin puisque toutes les matières en fermentation, sur-tout les fluides mixtes en donnent une grande quantité. Les animaux en fournissent aussi par la respiration.

L'expérience constate ce qui vient d'être avancé par rapport aux eaux minérales, car dans les années fort humides, elles ont peu de force, parce que dans ces années la fermentation et le dégagement de l'air fixe sont moindres que dans les années un peu sèches. Dans ce cas, les eaux n'étant pas parfaitement élaborées, parce que la combinaison de leurs principes n'a pas été bien faite, causent des coliques, parce qu'elles sont crues : cet accident a lieu parce que le mouvement intestin n'y a pas été suffisant , et parce qu'il n'a pas développé assez d'acide carbonique.

***

Du gaz nitreux

IL convient de faire connoître cette espéce de fluide aëriforme , parce qu'il joue un grand rôle dans les principaux phénomènes de la nature , et parce qu'il est très-nuisible à la vie animale ; il est contraire à la respiration et à la combustion ; on le croit composé d'azote et d'oxigène dans des proportions indéterminées. Cependant on convient qu'il y a plus d'azote dans le gaz nitreux et plus d'oxigène dans l'acide nitrique ; que plus il y a d'oxigène , c'est-à-dire , de principe acidifiant , plus l'acide à de force; plus au contraire il entre d'azote dans la combinaison du gaz nitreux , moins il a de force , ce qui prouve que le gaz nitreux est susceptible de se résoudre tout-à-fait en gaz azotique.

C'est lorsqu'il fait froid que le gaz nitreux

se trouve répandu plus abondamment dans l'atmosphère. Une basse température est apparemment favorable à la combinaison de l'oxigène et de l'azote pour former ce gaz ; c'est ce qui fait qu'il est plus abondant dans les régions du Nord que dans les autres, d'où il peut aisément être transporté avec les nuages par les vents du septentrion qui règnent ordinairement lorsqu'il fait froid.

Le gaz nitreux est très-favorable à la végétation, par la raison qu'il contient plus d'azote que d'oxigène, et que l'azote est très-favorable au règne végétal. C'est vraisemblablement ce qui est cause que l'eau de la neige qui en absorbe et en fait tomber avec elle sur la terre, est si propre à la végétation. En se fondant elle l'entraîne avec elle dans la terre, d'où il est attiré par les racines des végétaux.

Mais comme l'azote, qui entre en grande quantité dans la composition du gaz nitreux, est très-nuisible à la respiration et généralement à la vie animale, il doit s'ensuivre que l'eau de neige qui contient du gaz nitreux est contraire aux opérations du système animal, ce qui est confirmé par l'expérience. Cette espèce d'eau cause des coliques dont jusques ici on n'a pas connu la cause. Elle agglomère la lymphe et donne lieu à des engorgemens, même à des tumeurs d'une qualité froide et indolente, comme sont les loupes et les goîtres.

Le vent du Nord faisant affluer une plus grande quantité de gaz nitreux dans l'atmosphère, que les autres espèces de vents, l'air respirable doit avoir des qualités particulières, lorsque ce vent règne long-tems; aussi s'apperçoit - on qu'il y a alors un principe d'aigreur et d'irritation dans l'atmosphère, et ce principe est plus abondant pendant qu'il tombe de la neige ou après qu'il en a tombé; aussi est-on fort exposé à éprouver, dans ces sortes de tems, des rhumes, des cathares, des engorgemens de toutes espèces, des fluxions, des engelures, etc.

CHAPITRE III.

De la chaleur animale.

LA chaleur est ce qui soutient la vie des êtres animés, et ce qui la détruit, lorsqu'elle devient extrême. Le principe de vie est également menacé de sa ruine, soit que la chaleur augmente, soit qu'elle diminue dans le système d'une manière extraordinaire.

La chaleur animale se maintient à-peu-près à la même température dans les tems froids et dans les tems chauds. Elle s'affoiblit aux extrémités et à la superficie du corps, lorsqu'il fait froid, mais elle reste au même point à l'intérieur pendant que l'état naturel n'est pas dérangé, car il n'est pas douteux qu'elle augmente dans l'état de maladie. Lorsqu'il fait chaud les extrémités et toutes les parties externes du corps s'en ressentent, sans que la chaleur interne soit plus forte qu'à l'ordinaire, sinon dans le cas de fièvre et de la plupart des maladies.

La chaleur animale a néanmoins un peu

plus d'intensité , même à l'intérieur dans
les saisons et dans les climats chauds , que
dans les froids. Elle en a aussi davantage
dans les individus d'une constitution ardente , et chez les personnes qui se nourrissent d'une manière incendiaire que chez
les autres. La différence n'est pas grande ;
elle peut être néanmoins de deux ou trois
degrés , même de quatre , puisque les physiciens, qui ont fait des expériences à ce sujet,
la portent depuis 92 jusqu'à 96 degrés au
thermomètre de Farheneit, suivant le climat
où ils ont fait leurs expériences ; suivant la
différence des tempéramens , et peut - être
aussi suivant leur manière d'opérer , car la
différence qui se trouve dans les résultats de
leurs observations peut, du moins en partie ,
provenir de la différence de leurs procédés.

Aussi-tôt que la chaleur animale prend
plus de latitude qu'à l'ordinaire , la santé se
dérange , par la raison que la température
du corps ne sauroit s'élever au - dessus des
degrés qui lui ont été assignés , sans qu'il
en résulte des désordres.

La température naturelle à l'homme est
comme il vient d'être remarqué, depuis 92 jusqu'à 96 degrés au thermomètre de Farheneit.

Boerhaave

Boerhaave ne la porte que de 92 à 93. Far-heneit, bon observateur dans cette matière, la fait monter jusqu'à 96 ; il est d'accord en cela avec plusieurs autres physiciens d'un mérite distingué, comme Musschembroeck, etc.

La chaleur animale se mesure en plongeant un thermomètre dans le cœur d'un animal qu'on vient de faire périr, et par rapport à l'homme en faisant la même expérience sur son urine. On tient un petit thermomètre dans un vase de verre fait en forme de tube, où l'individu dont on veut connoître le degré de chaleur, rend son urine ; on fait chauffer le verre avant de faire l'expérience.

La chaleur naturelle augmente dans l'état contre nature, ce qui fait supposer qu'il n'y a point de maladies sans fièvre. L'augmentation est plus ou moins forte, suivant le genre de mal, sans être jamais bien considérable. La différence est de 2 ou 3 degrés au plus dans les infirmités peu graves, et de 5 à 6 dans les fortes maladies, comme les inflammations et les fièvres ardentes, même de 7 ou 8 dans celles où la chaleur est portée encore au plus haut, comme la peste, la fièvre putride. Les maladies deviennent dan-

F

gereuses à proportion que la chaleur animale augmente.

Une chose qui mérite d'être observée, c'est que la chaleur animale est plus forte de 2 ou 3 degrés dans le frisson de la fièvre que dans l'état naturel, quoique dans le commencement d'un accès de fièvre le corps soit tremblant et saisi de froid; ce froid n'est qu'externe; il règne une chaleur plus qu'ordinaire à l'intérieur, c'est-à-dire, dans les viscères et dans les gros vaisseaux. Le froid extrême que ressentent les malades dans les fièvres intermittentes, n'est donc que relatif à la différence qui se trouve chez eux entre la chaleur interne du corps et celle de l'extérieur. Le frisson paroît provenir de ce que l'équilibre est rompu entre la chaleur interne et l'externe. J'expliquerai par la suite comment arrive ce désordre.

On dit communément que la chaleur animale est plus forte en hiver qu'en été, ce qui n'est vrai que relativement au froid qui se fait sentir à l'extérieur. Si on en calcule la chaleur innée en comptant les degrés qui sont au-dessus de la température du milieu dans lequel on vit, on trouve cette chaleur plus forte en hiver qu'en été, par la raison que la température de l'atmosphère est basse en hiver et élevée en été. Mais cette augmentation de chaleur n'est que relative, puisque celle du centre est toujours la même. Elle ne produit pas moins des effets réels , car la chaleur étant la même qu'à l'ordinaire au-dedans du corps , pendant que le froid se fait sentir à la superficie , le calorique se concentre d'autant plus à l'intérieur que son évaporation est fort diminuée au-dehors.

Les maladies ne sont pas les seules causes de l'augmentation de la chaleur animale. Les violens exercices , les fortes passions , l'usage des liqueurs et des alimens échauffans , ces causes et quelques autres sont capables d'élever la température du corps humain. Ces causes étant passagères pour l'ordinaire , ne produisent pas un effet durable. Si elles subsistoient pendant un certain tems , elles ne manqueroient pas de produire l'état de maladie.

Le frottement des fluides et des solides ou leur action réciproque , est un des moteurs de l'accroissement de la chaleur dans l'état naturel. Le calorique qui se dégage des corps combustibles mis en état d'ignition , celui qui émane du soleil , sont aussi des causes qui donnent lieu à l'augmentation de chaleur animale.

Les parties fluides et solides du corps humain contiennent du calorique que le frottement fait dégager, sur-tout quand de violens exercices accélèrent le cours du sang. Celui qui est contenu dans le bois et les autres corps combustibles dont on se sert pour se chauffer en hiver, s'en développe, et une partie passe dans les corps environnans. Il en est de même de la chaleur solaire dont les principes pénètrent les corps qui la reçoivent. Le calorique contenu dans les spiritueux et les alimens échauffans, agit pareillement sur les fibres nerveuses et sur toute la machine. Enfin, l'action qu'impriment les passions vives sur tout le systême, concourt à y accélérer le mouvement circulaire et à augmenter la chaleur naturelle. Que de raisons pour supposer que cette augmentation doit souvent avoir lieu et menacer de déranger l'harmonie des fonctions.

Ce qui augmente la chaleur innée peut déranger l'ordre économique, si son effet subsiste pendant un certain tems, car cette augmentation ne sauroit avoir lieu sans que le mouvement intestin prenne de l'intensité et n'expose par conséquent à des dérangemens.

Les physiciens et les narutalistes ont observé que de toutes les passions, l'amour étoit celle qui produisoit un accroissement plus considérable de chaleur naturelle. La colère sert aussi à augmenter cette chaleur ; mais son effet n'est pas aussi durable que celui de l'amour. L'effet de cette dernière se prolonge sur-tout si elle n'est pas satisfaite. L'aiguillon de l'amour consiste dans une espèce de feu qui s'éteint s'il vient à s'évaporer, et se perpétue au contraire, bien loin de se dissiper, s'il se concentre. Aussi remarque-t-on que l'amour satisfait ne tarde pas à se ralentir, et que celui qui est irrité s'accroît par la résistence.

Les animaux étant organisés à-peu-près de la même manière que l'homme, leur chaleur naturelle doit s'accroître lorsqu'ils sont agités par leurs passions. Celle de l'amour est la plus forte chez eux, et celle qui met ordinairement les autres en action. On jugera de l'augmentation de chaleur qui résulte de cette cause en faisant attention à se qui se passe à l'égard de la poule à l'époque de son incubation ; sa chaleur naturelle est de 100 à 102 degrés au thermomètre de Farheneit dans l'état naturel ; elle s'élève jusqu'à 105 et 106 pendant qu'elle couve. C'est cet excès de chaleur qui lui fait perdre ses plumes. Le tems ordinaire de la mue chez toutes les espèces d'oiseaux, est aussi une époque où leur chaleur naturelle, est augmentée et où ils deviennent malades. C'est dans le fort de l'été qu'elle a lieu pour l'ordinaire, ce qui prouve qu'elle ne peut se faire sans augmentation de chaleur.

L'accroissement de la chaleur naturelle est sensible chez tous les quadrupèdes pendant le tems du rut. Ils ne mangent presque pas pendant tout le tems que dure ce feu extraordinaire, parce qu'ils sont dans un état febrile (*febris amatoria*) qui ne les porte pas à prendre de la nourriture comme de coutume ; ils vivent alors, pour - ainsi - dire, de leur propre substance comme font les malades qui ont la fièvre ; c'est ce qui fait que les animaux maigrissent pendant tout le tems qu'ils sont dévorés du feu de l'amour.

L'homme, suivant Buffon et la plupart des naturalistes, est l'être du règne animal le plus ardent à se reproduire ; il est susceptible d'être aiguillonné par la passion de l'amour dans tous les tems de l'année; qu'il fasse froid, qu'il fasse chaud ; il est porté à l'acte de la génération. Le tems de la gestation, qui arrête chez tous les animaux les desirs de l'amour, n'éteint pas les siens. Sa femelle est sensible au plaisir de l'amour à cette époque comme dans les autres, ce qui n'arrive a aucune autre espèce du règne animal, et si la modération préside à ses jouissances, elle peut contenter ses desirs sans nuire à son fruit.

La volupté à laquelle l'homme et la femme peuvent se livrer dans tous les tems, semble avoir deux causes; l'une qui est due à leur organisation et l'autre à leur manière de vivre. Les organes de la génération peuvent être tellement disposés dans l'espèce humaine, que la capulation des deux sexes puisse avoir lieu dans tous les tems, même dans celui de la gestation, sans qui le fœtus en soit incommodé.

Quant aux autres causes qui sollicitent l'espèce humaine à se livrer à l'amour dans tous les tems, elles sont dues à son organisation particulière, à la grande délicatesse de ses nerfs, à son extrême sensibilité, et plus que tout cela encore, à la manière de vivre

F 4

de l'homme dans l'état de civilisation ; elle est très-artificielle, du moins chez les gens riches et aisés. Leur nourriture fluide et solide est échauffante ; n'étant point obligés de travailler pour subsister, ils passent leur vie à boire et à manger, à s'exciter à l'amour par des discours et des lectures plus ou moins licencieux, par des spectacles qui respirent la volupté, par la coquetterie et la galanterie des femmes. Les hommes qui sont obligés de travailler pour subsister, et qui se nourrissent d'alimens grossiers, ne sont pas si enclins à l'amour que ceux qui n'ont rien à faire et qui se livrent sans cesse à la bonne chère.

Il est des animaux chez qui les facultés qui servent à l'exercice de l'amour ont bien plus d'étendue que chez l'homme ; mais leurs desirs ne sont pas continuels comme les siens ; tels sont en général les oiseaux, qui sont très-lascifs pendant un certain tems, mais dont les desirs s'éteignent ou se suspendent aussi-tôt que la nature leur impose le devoir de nourrir leurs petits. Vous les voyez alors uniquement occupés du soin de les échauffer et de leur chercher de la nourriture jusqu'à ce que leurs petits n'aient plus besoin de leurs secours ; toute leur sollicitude, tous leurs devoirs se bornent à veiller à la conservation de leur postérité ; mais aussi-tôt qu'elle est en état de se passer de leurs soins, on les voit commencer à redevenir amoureux et travailler de nouveau à propager leur espèce.

Il est si vrai que le soin de procurer de la nourriture à leurs petits et de s'en procurer à eux-mêmes, affoiblit considérablement les desirs de l'amour chez les oiseaux, que ceux qui sont élevés et nourris sans qu'il leur manque rien, comme les tourterelles, les pigeons et les serins domestiques, sont plus portés à multiplier leur espèce que les autres ; ils font beaucoup plus de couvées que les animaux de la même espèce, qui sont obligés de chercher avec quoi subsister.

Il en est de même de l'homme qui vit dans l'état de nature et que nous appellons sauvage, parce que ses usages et ses habitudes sont différens des nôtres. Obligé de pourvoir à ses besoins par des courses fatigantes, réduit à coucher sur la terre ou sur des feuilles de végétaux dans des retraites peu sûres et peu commodes, vêtu des dépouilles du produit de sa chasse, qui ne le garantissent qu'imparfaitement de l'intempérie du climat et des saisons, craignant sans cesse de rencontrer des ennemis, et dans son espèce, et parmi les animaux féroces, contre lesquels il n'a que de foibles armes, il est souvent exposé à manquer de vivres et à être dévoré. Une prévoyance continuelle, accompagnée de crainte n'est pas propre à provoquer à l'amour ; d'ailleurs les femmes sauvages sont sans art et sans coquetterie ; bien loin de passer leur vie à se parer et à rendre leurs corps ragoûtans par des ablutions fréquentes et par l'usage du linge, en restant dans des asyles où ne pénètrent presque pas les rayons du soleil ; elles accompagnent ordinairement leurs maris à la chasse et à la pêche, et se livrent comme eux à toutes les intempéries de l'air. Elles ne connoissent point l'art des agaceries et le jeu des passions. L'amour n'est, chez de tels êtres, qu'un besoin grossier qu'aucune espèce de rafinement ne rechauffe,

Il convient de remarquer à ce sujet que les hommes qui vivent dans l'état de nature, s'abstiennent même souvent de se livrer aux épanchemens de l'amour par un motif de sûreté. On lit dans quelques relations des

voyageurs sur la manière de vivre des sauvages du Canada , que la crainte les empêche souvent de se livrer à ce genre de
plaisir , de peur de perdre leurs forces et
leur agilité et de s'exposer par-là de tomber
au pouvoir de leurs ennemis qui les immo-
leroient à leur vengeance.

Il est intéressant de connoître la chaleur
naturelle des différentes espèces d'animaux
ou du moins des principaux genre , afin de
la comparer avec celle de l'homme et de
pouvoir observer les phénomènes qui résultent de leur différence.

Les quadrupèdes ordinaires sont ceux qui
ont plus de ressemblance avec l'homme par
rapport à leur structure intérieure ; leur chaleur naturelle est de 2 à 4 dégrés plus forte
que celle de l'homme , suivant leurs différentes espèces. Le chien, le chat, le cochon ,
le mouton, le bœuf, le cheval , etc. font
monter le thermomètre de Farheneit de 98
à 102 degrés ; la différence de chaleur naturelle qui se trouve entre l'homme et eux ,
fait qu'ils peuvent digérer des herbes , du
foin, des branches de bois , des os et beaucoup d'autres corps durs , ce que ne peut

pas faire l'homme, parce que sa chaleur innée est moins forte, et peut-être aussi parce que ses organes digestifs sont plus délicats.

Les oiseaux sont encore plus chauds que les quadrupèdes; il se trouve entre leur température et celle des quadrupèdes la même différence qu'entre celle de l'homme et de ces derniers, c'est-à-dire, de 2 à 4 degrés. Ainsi, celle des oiseaux est de 102 à 105, et même d'un peu plus dans le tems de l'incubation.

Tous les quadrupèdes et tous les oiseaux n'ont pas la même température. Les pigeons et les tourterelles sont plus chauds que les volatiles ordinaires de basse-cour. Le chien et le chat, le loup, le renard, le lion, le tigre, sont plus chauds que les quadrupèdes herbivores, tels que le bœuf, le cheval, l'âne, le mouton, la chèvre, etc.

Les poissons, les serpens et les autres reptiles, la tortue, le veau marin et la plupart des amphibies, les insectes ailés et ceux qui ne le sont pas, sont les animaux qui possèdent le moins de chaleur. Leur température est peu élevée au-dessus de celle du milieu dans lequel ils vivent. Les poissons n'ont, pour la plupart, qu'un ou deux degrés de chaleur de plus que l'eau dans laquelle ils nagent. Les serpens n'en ont guère davantage, excepté la vipère qui en a environ 4. La grenouille, le crapaud, la tortue en ont à-peu-près autant, et le plus grand nombre des insectes, si on excepte les abeilles et les autres de ce genre pendant qu'ils sont en société. Les essaims d'abeilles ont presqu'autant de chaleur que l'homme isolé, pendant qu'ils sont réunis, c'est-à-dire en masse. Il est vrai qu'à l'époque où les abeilles produisent leurs essaims la chaleur de l'atmosphère est forte, ce qui fait qu'elles n'en ont pas tant à fournir pour égaler celle de l'homme que s'il faisoit froid. Pendant l'hiver, il s'en faut bien que la chaleur des abeilles, réunies en grand nombre dans des ruches, soit égale à celle de l'homme.

Tous les êtres animés qui se réunissent pour éviter les effets du froid ont beaucoup plus de chaleur naturelle que s'ils étoient séparés les uns des autres ; c'est ce qui fait qu'en hiver ils se rassemblent et que les antipathies cessent alors, parce qu'un commun besoin les portent à se réunir. Aussi, voit-on les chiens et les chats fort bons amis à cette époque et se prêter un mutuel secours.

Je n'ai pas cru devoir rapporter exactement le degré de chaleur de chaque espèce d'animal, pour ne pas étendre trop cet article ; je n'ai cherché à donner qu'un sommaire de la chaleur des animaux, afin qu'on pût la comparer à celle de l'homme et expliquer des phénomènes dépendans de cette différence dont jusqu'ici on n'a pas connu les causes.

La chaleur naturelle des quadrupèdes et des oiseaux, étant plus forte que celle de l'homme, ils peuvent se nourrir, sans inconvénient, de ce qui produiroit la putréfaction chez nous. Par exemple, le cochon peut, sans inconvénient, manger une grande quantité de truffles, pendant que l'homme, s'il se livroit à son goût pour cette espèce d'aliment, en seroit incommodé et auroit même la fièvre s'il en mangeoit beaucoup. Le chien et le loup peuvent manger de la chair putrefiée, vulgairement appellée charogne, sans en éprouver de dérangement. Le loup a même la prévoyance de laisser sa proie subir un premier mouvement de fermentation, lorsqu'elle est trop dure, comme quand elle consiste dans un âne ou un cheval maigre, afin de pouvoir mieux la digérer. Le canard, le corbeau, l'aigle et plusieurs autres volatiles semblent rechercher de préférence les chairs ou les entrailles d'animaux à moitié corrompues.

Comment se fait-il qu'ils n'en soient pas incommodés ? sinon que leur température étant plus élevée que celle de l'homme, ils peuvent manger et digérer des viandes corrompues qui nous causeroient des maladies mortelles.

Mais dira-t-on les poissons, les insectes et les reptiles recherchent aussi avec avidité, les viandes en putréfaction. C'est par une raison opposée à celle que je viens de rapporter, que ces animaux peuvent se nourrir de substances qui tendent à l'alkalescence. Leur chaleur naturelle n'étant presque pas au-dessus de celle de l'atmosphère, ils peuvent se nourrir impunément de substances à moitié corrompues, sans que l'ordre économique se dérange chez eux, parce qu'il n'est pas à craindre que des matières putrides fassent corrompre des corps placés à

une température très - basse et par conséquent éloignée de la putréfaction. D'ailleurs,
il faut convenir que ces matières sont dis-
soutes dans les organes de la digestion de
ces animaux et leurs principes combinés de
manière à donner un nouveau résultat différent du premier.

C'est après avoir examiné l'intensité de la
chaleur de l'homme et des principales ès-
pèces d'animaux, qu'il convient de chercher
la cause de cette régularité qui règne dans
leurs températures, de manière qu'elles ne
puissent être dérangées sans que des accidens
soient à craindre. -

En faisant attention à ce qui se passe
dans l'intérieur de la terre où la chaleur
centrale est toujours au même point ; à ce
qui se passe dans la fermentation du vin
où la chaleur est constamment la même si
elle n'est pas trop comprimée par le froid,
on trouve que le mouvement intestin est un
des principaux agens de la chaleur animale.
Un autre moteur de cette chaleur, c'est le
mouvement circulaire qui, par les frottemens
qu'il excite entre les fluides etles solides,
dégage le calorique principe et le calorique
interposé. Les autres causes de la chaleur

naturelle

naturelle sont la nourriture qu'on prend, si sur-tout elle est succulente et échauffante; ce sont les boissons fermentées, sur-tout les liqueurs, les épiceries, les aromates, les substances animales, les passions, les forts exercices du corps; tout cela est stimulant, excitant et par conséquent échauffant.

Il faut ajouter que les germes qui perpétuent les genres sont des espèces de régulateurs qui ne portent la chaleur qu'à un degré déterminé dans l'organisation première de chaque être. Si des causes extraordinaires viennent à lui faire franchir les limites qui lui ont été fixées, il est nécessaire que l'équilibre soit promptement rétabli, sans quoi la destruction de l'individu, chez qui l'augmentation de chaleur a lieu, arriveroit bientôt.

G

CHAPITRE IV.

Que la coction des anciens , relative à l'économie animale , est le mouvement intestin contenu dans d'étroites bornes.

AVANT de comparer les effets de ce que les anciens appelloient coction, avec ceux de ce qu'on appelle aujourd'hui fermentation et de les assimiler les uns aux autres , il convient d'examiner ce qu'ils vouloient désigner par le mot coction. Ils entendoient en général, par-là, tout changement produit dans une substance par la force de la chaleur qui rend cette substance plus parfaite et lui fait changer de nature, car elle n'est plus après cette opération ce qu'elle étoit auparavant; ses qualités sont changées, puisque les parties fluides et solides de l'animal qui s'en est nourri , diffèrent de celles des autres espèces d'êtres animés et encore plus des végétaux qui les ont fournies.

Les anciens admettoient trois espèces de

coctions; la maturation, l'assation, et l'élixation; ils rapportoient à cette dernière toute coction qui se fait naturellement dans le corps humain, parce qu'il ne s'en opère aucune sans le concours du chaud et de l'humidité.

Qu'on veuille bien faire attention à l'analogie qui existe entre cette espèce de coction et la fermentation. Comme elle, le mouvement intestin ne sauroit avoir lieu sans le concours de l'humidité et de la chaleur; la sécheresse anéantit ses effets et le froid les comprime au point de les rendre presque nuls.

Les anciens faisoient consister la coction animale dans l'assimilation des sucs alimentaire, produite par chacune des parties auxquelles ils se joignent. Ces sucs acquièrent par-là les qualités nécessaires pour entrer dans la composition de ces parties et s'identifier avec elles.

Ne reconnoît-on pas dans cette opération les effets du mouvement intestin qui seul est capable de changer les qualités des corps en les décomposant et en combinant de nouveau leurs principes ? Quel autre agent est capable de produire de semblables effets ?

La chaleur naturelle peut bien décomposer les corps, mais elle ne produit pas elle seule de nouveaux composés différens des premiers. Les principes qu'on retire des corps par la simple coction y étoiént contenus avant qu'ils l'eussent subie ; au lieu que la fermentation donne aux corps qu'elle pénètre des qualités qu'ils n'avoient pas auparavant.

Les anciens distinguoient la coction de la nutrition, en ce que par celle-ci les sucs nourriciers sont altérés et unis à la partie en réparant ou en augmentant sa substance, au lieu que par celle-là ils ne font qu'acquérir la disposition nécessaire à cet usage.

Je demande d'abord si les sucs nourriciers peuvent être attérés sans subir le mouvement intestin ? En effet, qu'est-ce qu'on doit entendre par l'attération des sucs et de tous les liquides, sinon un changement qui leur arrive ? et ce changement, comment pourroit-il se faire sans l'impulsion de la fermtation qui, seule, est capable de changer les qualités des corps ? Je demande en second lieu si les sucs nutritifs peuvent s'unir aux parties qui les reçoivent, les réparér et augmenter leur substance, sans que leurs principes soient désunis et engagésdans de nou-

velles combinaisons ? et cette métamor-
phose, quel autre agent que le mouvement
intestin est capable de l'opérer?

Les anciens établissoient trois sortes de
coctions dans le système ; savoir : la chylifi-
cation, la sanguification et la préparation
de toutes les humeurs nourricières et recre-
menticielles, et comme la matière séparée
dans ces différentes coctions devient toujours
hétérogène, ils leur attribuoient un double
effet, c'est-à-dire, qu'ils en faisoient dé-
pendre aussi la séparation des parties qui ne
sont plus susceptibles d'être converties en
bons sucs. Ainsi les matières fécales sont les
excrémens de la première coction, parce
qu'ils sont le résidu grossier des alimens qui
n'ont pu être convertis en chyle ; après que
celui-ci s'est changé en sang, il s'en sépare
aussi des parties hétérogènes qui forment la
bile et l'urine ; ce sont les excrémens de la
seconde coction. Ceux de la troisième, c'est-
à-dire, de celle qui produit et perfectionne
les humeurs utiles que fournit le sang en les
faisant passer par différens degrés d'élaboration, sont principalement la crasse de la
peau et la matière de la transpiration sensible
et insensible

Les divers excrémens prouvent encore mieux que ce qui a été dit que les trois espèces de coctions sont produites par le mouvement intestin. Il y a des *feces* et des résidus dans les liquides, qu'on fait fermenter jusqu'à ce qu'ils soient atténués au point de ne contenir plus rien de grossier. Quand ils fermentent pour la première fois, ils donnent un marc plus abondant, suivant que leur expression a été faite avec plus ou moins de soin, et s'il est resté des parties de fruit qui n'aient pas été triturées, elles ne sont que foiblement atteintes par la fermentation.

Pareille chose se passe dans l'économie animale ; si on n'a pas bien broyé les alimens, il en sort des parties, par la voie des excrémens, qui n'ont pas donné tout leur suc. Le chyle, le sang et les autres humeurs qui en résultent donnent d'autres résidus, à la vérité moins grossiers, et finissent par ne donner plus que de la crasse. Il y a analogie parfaite dans ces deux sortes d'opérations, ce qui fait supposer l'identité de mode d'action. Jusqu'à l'odeur qui accompagne les *feces*, ou résidus, est à-peu-près semblable dans les deux cas. Si elle est plus forte et plus désagréable dans la fermentation animale que dans la végétale ; c'est que la première est toujours disposée à tourner à la putrescence.

Les différentes coctions conçues dans le sens que leur donnoient les anciens, et telles qu'ils pensoient qu'elles s'opéroient dans l'état naturel, concouroient toutes à la conservation de la santé. En effet, comment pourroit-elle se maintenir sans l'épuration continuelle des humeurs ?

Aujourd'hui qu'on est plus éclairé sur les opérations de la nature que ne l'étoient les anciens, par les progrès qu'ont fait la physique et la chymie, on peut aller plus loin qu'eux, et dire, qu'usées par le frottement et par les différentes organisations qu'elles servent à former ou à entretenir, les humeurs seroient bientôt épuisées si elles n'étoient pas continuellement renouvellées. Il est même nécessaire que cette succession de nouvelles humeurs soit très-prompte, car sans cela elles se corromperoient, les liqueurs animales étant susceptibles d'être atteintes assez vite par la fermentation putride. Revenons à la théorie des anciens sur les différentes coctions.

Ils ont donné le nom de pepsie (*pepsis*)

à l'ordre économique du système qui résulte de l'état où les trois espèces de coctions s'exécutent convenablement, et celui de apepsie, qui signifie crudité par opposition à ces mêmes coctions, lorsqu'elles sont viciées, et se font d'une manière contraire aux vues de la nature, en sorte qu'il en résulte un effet tout différént. Ils attribuoient ce défaut de coctions principalement au defaut de chaleur innée qu'ils regardoient ainsi qu'il a été dit comme la cause efficiente de toute la digestion.

C'est dans cette idée qu'ils appelloient cru, en fait d'humeurs alimentaires, tout ce qui n'a pas acquis les degrès de perfection qu'il doit avoir par rapport aux qualités et au tempérament, propres dans l'état de santé, et tout ce qui n'est pas susceptible d'acquérir cette perfection.

En parlant de la digestion, je rectifirai cette doctrine des anciens; je ferai voir que la chaleur innée n'en est pas la seule cause, que cette chaleur et les effets qui en résultent sont dûs au mouvement intestin développé et mis en action par des fermens presque homogènes.

La crudité ou le défaut de coction provient

ou de la mauvaise qualité des alimens, ou de ce que les sucs digestifs sont attérés. Dans l'un et l'autre cas, la digestion ne peut pas produire un chyle propre à renouveller les humeurs d'une manière conforme aux intentions de la nature. Il faut employer des moyens artificiels pour que l'ordre économique puisse se rétablir et les choisir parmi les substances de qualités opposées à celles qui ont produit le désordre. Par exemple, si ce sont des sucs acides qui ont dérangé la digestion en causant des coliques, il faut leur en opposer d'une qualité contraire, afin d'enchaîner leur principe irritant ; si ce sont des fruits qui n'ont pas atteint leur degré de maturité, on doit en faciliter la coction par l'addition du sucre ou du vin ; si ce sont des alimens grossiers et venteux, on doit les remplacer par d'autres plus legers qui ne contiennent pas tant d'air, en facilitant la dissolution de ceux qui causent l'embarras par des fondans appropriés.

Il résulte, des mauvaises digestions, une matière crue, qui étoit traitée, par les anciens, de matière peccante, parce qu'elle étoit regardée comme étrangère et comme n'ayant pas acquis la disposition qui doit la rendre utile à l'économie animale. C'est cette matière peccante qu'ils voyoient dans toutes les maladies dont ils composoient l'humeur morbifique à laquelle ils attribuoient presque tous les désordres, selon qu'elle leur paroissoit plus ou moins abondante, plus ou moins nuisible au principe vital, et comme ils s'appercevoient que plusieurs maladies se terminoient d'une manière salutaire, sans aucun secours, par de copieuses évacuations, ils imaginèrent que le même agent qui couvertit les alimens en bons sucs pour la conservation de l'animal, pourroit bien être aussi le moteur des opérations qui changent les qualités des humeurs viciées dont l'effet tend à sa destruction ; en sorte que ne pouvant pas lui en donner d'assez bonnes pour les convertir dans la substance du corps ou le rendre propre à d'autres fins utiles, il les sépare des humeurs de bonne qualité, et leur donne une consistance qui les dispose à être évacuées par l'action de la vie hors des parties dont elles empêchent les fonctions. Cette opération fut donc attribuée aussi à la chaleur innée comme une sorte de coction qu'ils regardèrent bientôt comme une condition essen-

tielle pour détruire la cause des maladies.
Ils en tirèrent le fondement de la méthode
de les traiter. Ils donnèrent le nom de pepasme à cette coction des matières étrangères, pour la distinguer de celle des sucs
alimentaires et recrementiciels qu'ils avoient
nommé pepsie.

On apperçoit plus encore les effets de la
fermentation dans le pepasme des anciens
que dans la pepsie. En effet, les humeurs
ne sauroient s'altérer et devenir nuisibles
sans qu'un mouvement intestin plus fort que
celui qui est nécessaire à l'organisation animale, les décompose et leur fasse perdre leurs
qualités naturelles.

Suivant ce qui vient d'être exposé, la
coction, proprement dite, c'est-à-dire, la
digestion dans les premières, les secondes
et les troisièmes voies, concerne les choses
qui entrent dans le corps pour servir à le
nourrir, et la coction des matières morbifiques, celles qui en sortent ou qui sont préparées pour être évacuées. Ainsi la coction
relative à la restauration animale est celle
par laquelle; 1°. les sucs alimentaires sont
extraits de leur masse et convertis dans une
liqueur blanche, à laquelle on a donné le

nom de chyle ; par laquelle , 2o. cette liqueur blanche où le chyle est converti en sang ; par laquelle, 3°. une infinité d'humeurs particulières sont fournies par le sang et servent à nourrir différentes parties, ou à des fonctions encore plus importantes.

Il faut remarquer que ces différens effets s'opèrent dans trois sortes de voies ; savoir : celle du canal qui commence à la bouche et finit au *podex*, dont l'estomac est le centre ; celle qui renferme tout le système vasculaire, relativement aux vaisseaux sanguins, et enfin celle qui comprend tous les petits vaisseaux lymphatiques ou autres, même les vaisseaux exhalans et absorbans de la peau. Il est bien essentiel d'apprendre à distinguer ces trois sortes de voies, afin de ne les pas confondre et de pouvoir lire avec fruit les livres de médecine.

On peut dire que les anciens n'ont pas bien connu la nutrition, puisqu'ils n'ont parlé que de ces trois espèces de coctions, et les ont totalement attribuées à la chaleur innée dont les effets ne changent pas les qualités des corps. Ils ne pouvoient pas aller plus loin n'ayant que des notions fort limitées sur la nature du mouvement intestin, et ne sachant pas qu'il y a identité d'action entre ce mouvement et la chaleur naturelle, puisque le calorique constituant des corps se trouve dégagé, ainsi que les autres principes élémentaires, par la chaleur animale et par la fermentation.

Ils connoissoient encore bien moins, à ce qu'il paroît, les résultat de cette dernière, qui bien loin de détruire entièrement les corps comme la combustion et d'en séparer tout-à-fait les principes, ne fait que les combiner de nouveau en formant de nouveaux mixtes. Qu'ils étoient loin de cet état des connoissances, où l'on apperçoit les qualités des corps après qu'ils ont subi l'action du mouvement intestin, où l'on sépare leurs principes par l'art de l'analyse, où on les fait servir à des compositions artificielles propres à flatter le goût comme sont les liqueurs spiritueuses, ou à fournir des secours efficaces dans plusieurs maladies.

Les savans de l'antiquité seroient bien étonnés s'ils pouvoient voir qu'on peut coërcer jusqu'aux fluides invisibles et les faire servir à différens usages. Quel étonnement ne leur causeroit pas l'art de retirer l'hydrogène des corps qui le contiennent, et de le

faire servir à élever l'homme dans les airs ?
Les effets du gaz acide carbonique qui,
étant un produit de la fermentation, sert à
prouver qu'elle existe dans le règne animal,
puisqu'il y abonde, les effets, dis-je, de ce
gaz et ses différentes propriétés, ne les sur-
prendroient pas moins que l'air inflammable.

CHAPITRE V.

De la digestion et du mode de son élaboration.

La disgestion est l'opération par laquelle
la partie extractive des alimens est convertie
en chyle et les résidus sont chassés comme
inutiles.

La digestion commence dans la bouche
et finit dans les intestins. On peut la diviser
en trois différentes espèces d'opérations ; la
première est celle par laquelle les alimens
sont divisés et broyés dans la bouche par
l'action des dents ; la deuxième celle par
laquelle ils subissent une nouvelle division
dans l'estomac, et la troisième celle par

laquelle ils sont atténuées encore davantage dans les intestins.

La mastication est une opération préliminaire d'une grande importance, pour que les résultats de la digestion soient tels que la nature le desire. Si les alimens, sur-tout ceux qui sont d'une grande consistante et même durs, n'étoient pas bien broyés par les dents, comment l'extration de leurs sucs et la formation du chyle pourroient - elles se faire ? On peut comparer la mastication des alimens dans la bouche, par rapport à l'économie animale, à l'opération par laquelle on broye et triture les fruits pour en faire des liqueurs fermentées. Si on ne piloit pas les pommes et les poires, dont on veut extraire le jus, il seroit impossible de faire du cidre : ces fruits se pourriroient sans procurer aucun avantage, parce que l'air en circulant entre les intervalles qu'ils laisseroient entr'eux, empêcheroit les effets de la fermentation spiritueuse. On ne sauroit, par la même raison, faire de la bière sans triturer l'orge auparavant, parce que la substance muqueuse de cette espèce de bled étant renfermée dans les enveloppes de ses grains, ne sauroit en sortir sans cette opération. On peut, à la vérité, faire du vin sans broyer le raisin ; parce que ce fruit étant mou s'écrase sous son propre poids ; cependant on le foule avec les pieds ou de quelqu'autre manière, quand on veut en extraire tout le jus et éviter le goût de râpe, qui n'est pas agréable, quand on fait fermenter ensemble le raisin et la grappe.

On peut, à la vérité, faire des liqueurs fermentées avec le sucre et le miel sans les broyer, parce que ces substances douces sont dissolubles dans l'eau. Mais on a passé la canne à sucre sous un cylindre pour en obtenir le jus avec lequel on compose le sucre, et la matière avec laquelle les abeilles font le miel, a été également triturée et même digérée par ces précieux insectes, avant de devenir une substance nutritive agréable au goût.

Quand nous nous nourrissons d'alimens peu consistans, comme de bouillie, de ge-lées de fruits, de viandes ou de végétaux hachés, nous n'avons pas besoin de nous donner beaucoup de peine pour les mâcher, parce qu'ils se fondent, pour-ainsi-dire, dans la bouche. Néanmoins, il faut même dans ces cas une sorte de mastication, car le

premier

premier acte d'animalisation , ayant lieu dans la bouche par le mélange de la salive avec la masse alimentaire , il est très-essentiel que ce premier ferment ou dissolvant , comme on voudra l'appeller , s'incorpore et s'identifie avec elle.

La salive est une liqueur blanchâtre assez tenue que filtrent les glandes , dont la bouche et la langue sont parsemées. C'est une espèce de substance savonneuse qui est plutôt acide qu'alkaline , car on sent l'impression et le goût d'un acide dans la bouche , lorsque la salive est abondante et afflue pour pénétrer les alimens. Ce n'est que dans l'état contre nature , c'est-à-dire , dans les cas de maladie ou d'indigestion , que la salive contracte de l'amertume et paroît tourner à l'alkalescence.

On doit donc regarder la salive comme le premier ferment par lequel les sucs des alimens sont assimilés aux liqueurs animales. C'est en même tems un dissolvant qui , en les pénétrans , commence à les diviser et à rendre l'opération de l'estomac plus facile.

Ce viscère agit de deux manières sur les alimens : par l'action des sucs gastriques que des glandes placées dans sa substance sont

H

destinées à filtrer, et par son action musculaire qui remue en tous sens les substances
nutritives. La chaleur nécessaire aux opérations du système est une condition essentielle pour que la digestion puisse s'effec-
tuer.

Le mot digestion qu'on a adopté pour exprimer l'acte de la restauration, n'en dé-
signe qu'une partie. Les sucs gastriques sont
des dissolvans qui agissent sur la masse alimentaire, qui la pénètrent, la divisent et
facilitent l'extraction de ses sucs. Sans ces
dissolvans, il n'y auroit qu'une partie de la
nourriture qui serviroit à la restauration;
l'autre se précipiteroit par le canal intestinal et se perdroit avec les excrémens. Il y
a donc une dissolution dans la fonction qu'on
appelle simplement digestion. Cela est si
vrai que lorsque l'estomac est foible et manque de force ou de chaleur pour atténuer la
masse alimentaire, ce viscère est travaillé
de coliques et de douleurs fatigantes à la
suite desquelles la digestion se trouble et se
dérange.

Il convient de remarquer, à l'égard des
indigestions, qu'elles ont lieu lorsque l'estomac se trouvant, ou trop tendu par la masse

alimentaire, ou irrité par des alimens grossiers et de mauvaises qualités, fait effort par des contractions réitérées pour les chasser avant qu'ils aient pu être pénétrés par les sucs digestifs. C'est à-peu-près par le même mécanisme que l'*uterus* venant à être irrité par des corps durs ou opprimé par une trop grande abondance de sang, se contracte et trouble l'œuvre de la réproduction avant qu'elle soit achevée, en donnant lieu à une fausse couche. Dans l'un et l'autre cas, la contraction des fibres musculaires expulse un fardeau trop considérable et dérangé une opération au - dessus des forces des individus chez qui cela se passe.

On se tromperoit si on croyoit qu'il n'y eut qu'une simple division de parties, opérée sur les alimens, dans l'acte de la digestion. Ils sont décomposés et convertis dans une liqueur blanche et douce, quelque fussent leurs qualités et leur couleur avant cette opération. Une grande quantité d'air s'en sépare et sort de l'estomac par son orifice supérieur ou inférieur. Des rapports aigres, quelquefois amers et putrescens, s'exhalent par la bouche, suivant la nature des substances qu'on a prises.

H 2

On remarque que ceux qui font des excès de vin et de liqueurs fortes, ont des rapports aigres, quoique ces fluides, sur-tout les derniers soient bien opposés à l'acide. Cela ne prouve-t-il pas qu'ils ont été décomposés dans la digestion, et ont formé de nouvelles combinaisons ? Cela ne prouve-t-il pas en même tems que le mouvement intestin préside à la digestion et dénature les différentes substances nutritives pour n'en former qu'un tout homogène ?

Les levains ou fermens de la bouche et de l'estomac sont légèrement acides dans l'état naturel ; ainsi la masse alimentaire doit contracter ce goût, puisqu'ils se mêlent et se combinent ensemble par l'action du mouvement intestin doux et modéré, qui a la propriété de changer les qualités des corps.

On ne doit pas envisager les sucs digestifs de l'estomac comme des acides ordinaires, ce sont des acides très-volatils d'une nature spiritueuse, puisqu'on n'a pu les coërcer jusqu'ici, ce qui les a fait révoquer en doute par beaucoup d'auteurs. Cependant Galien, génie pénétrant et très - bon observateur, Avicenne et plusieurs autres auteurs graves

assurent qu'il existe des acides dàns l'estomac.

Ne pourroit-on pas les assimiler au gaz
acide carbonique, espèce d'acide volatil qui
se trouve répandu dans tout le systême, et
sur-tout là où la fermentation se développe,
puisqu'il en est un produit ? Cette présomption est assez vraisemblable. On pourroit
même supposer qu'il a quelque rapport avec
les esprits vitaux et animaux dont on est
obligé d'admettre l'existence sans les appercevoir, pour expliquer l'action nerveuse et
musculaire. L'acide carbonique est invisible ;
il n'en existe pas moins. Ce qui paroîtroit
appuyer cette opinion, c'est que les eaux
minérales, sur-tout les thermales, qui en
contiennent une grande quantité, sont fort
salutaires dans les affections nerveuses, où
la foiblesse des organes du mouvement et du
sentiment paroît provenir du défaut d'esprits
animaux.

Doit-il paroître extraordinaire qu'il s'élabore une grande quantité d'acide carbonique
dans le systême en voyant d'après ce qui a
été dit en parlant des principes élémentaires et des fluides aëriformes, que l'oxigène qui sert à vivifier la machine, est le

H 3

principe acidifiant et par conséquent la base du gaz acide carbonique.

Il n'est pas question d'examiner si ce gaz existe dans le systême ; le fait est prouvé : mais comment s'y developpe-t-il ? Nous avons dit et répété plusieurs fois qu'il est produit par la fermentation et que son développement accompagne les phénomènes du mouvement intestin. Nous avons fait voir d'un autre côté que ce mouvement étoit le principal agent de l'organisation animale et de presque toutes les opérations du systême. D'après cela, comment pourroit-on révoquer en doute l'existence du gaz acide carbonique dans l'économie animale ? la part qu'il a dans ses fonctions et son identité avec le principe acide des sucs gastriques ?

Quant à l'analogie que peut avoir ce fluide aëriforme avec les esprits vitaux et animaux, c'est une simple présomption, mais une présomption qui prend de la consistance, quand on considère que l'acide carbonique est très-efficace dans plusieurs maladies, particulièrement dans celles qui attaquent les nerfs, même dans la paralysie qui est la plus forte et la plus dangereuse de celles de ce genre.

Le troisième acte de la digestion a lieu

dans les intestins. Là de nouveaux sucs ou plutôt de nouveaux fondans plus actifs que les premiers se joignent à la masse alimentaire, la pénètre, l'atténue et facilitent l'extraction des sucs destinés à réparer les pertes. Ce sont, en même tems, des fermens qui font prendre au chyle, qui résulte des alimens, les qualités des liqueurs animales.

Les agens de la digestion, dans le canal intestinal, sont le suc pancréatique et la bile. Le pancréas est une grosse glande placée sous l'estomac, qui fournit le dissolvant qui porte son nom. La bile est l'agent de plus énergique de tous ceux qui servent à la digestion. C'est une matière savonneuse que deux viscères servent à préparer; savoir: la rate et le foie. Le sang s'arrête dans la première, ou du moins n'y circule qu'avec une extrême lenteur. D'après nos principes, le sang et les autres liquides ne sauroient perdre de leur mouvement circulaire sans que l'intestin prenne plus d'intensité et les décompose bientôt; c'est ce qui arrive au sang qui séjourne dans la rate; il devient épais et noirâtre; il passe, dans cet état, dans le foie où son mouvement circulaire est encore plus ralenti que dans la rate, parce que la pression de l'estomac l'empêche de séjourner long-tems dans cette dernière. C'est donc dans le foie que le sang achève de se décomposer pour former l'espèce de combinaison savonneuse qui est connue sous le nom de bile. C'est à l'aide de l'ancienne bile qui sert de levain à la nouvelle, que cette combinaison s'opère. Il y en a de deux espèces ; la bile ordinaire et une autre plus concentrée qu'on appelle le fiel dans tous les animaux chez qui il s'en trouve. Ce dernier est le dissolvant le plus actif. C'est lui qui achève de dissoudre les parties des alimens qui n'ont pu l'être par les autres liqueurs digestives ; il est si fort que son impression se fait sentir sur les houpes nerveuses des intestins, lorsque l'humeur muqueuse, qui est destinée a les lubréfier, vient à s'altérer par différentes causes.

Quelle est l'essence de la bile ? c'est une humeur savonneuse, comme il a été déjà observé. La bile n'est pas une composition savonneuse à base alkaline, mais à base acide ; il ne se développe point d'alkali dans l'économie animale ; elle seroit détruite avant que cette combinaison pût avoir lieu ; mais le mouvement intestin poussé jusqu'à la putrescence, développe de l'acide, suivant les expériences de Lavoisier. Il s'en trouve dans toutes les substances putréfiées. Or, le sang qui sert à former la bile, a subi, dans la rate et dans le foie, un mouvement intestin qui approche de la putréfaction. Ainsi il doit s'y dégager de l'acide. Cet acide se combine avec les parties grasses du sang et forme à l'aide d'un levain primitif l'humeur bilieuse.

La transmutation de bile en souffre, qui s'opère très-promptement, ainsi qu'on l'observe dans les latrines, prouve d'une manière incontestable que la composition de la bile est telle qu'on vient de le remarquer. Quels sont les principes du souffre ? L'acide le plus généralement répandu dans la nature et connu aujourd'hui sous le nom d'acide sulphurique, et le calorique ou la matière ignée coërcée par cet acide; ces principes existent aussi dans la bile. La différence qu'on y remarque, c'est que l'acide n'y est pas si concentré que dans le souffre et la matière ignée aussi abondante ; il faut de nouvelles élaborations, c'est-à-dire, de nouveaux effets du mouvement intestin pour que la bile puisse se convertir en souffre.

Il n'est pas surprenant, d'après ce court exposé, que la bile soit très-dissolvante.

Quand la trituration des alimens a été bien faite dans la bouche, cette humeur a l'énergie nécessaire pour les pénétrer et faciliter la conversion de leurs sucs en chyle, s'ils sont de bonne qualité.

Les dissolvans qui agissent sur la masse alimentaire successivement, sont au nombre de quatre principaux; savoir : la salive, les sucs gastriques pancréatiques et la bile. La nature ne pouvoit prendre plus de précaution pour que son but fût rempli, et cependant la fonction importante de la restauration est souvent troublée, soit par les excès auxquels on se livre, soit par le mauvais choix des alimens, et par une infinité d'autres causes.

D'après cette théorie sur la digestion, il est aisé de juger que la chaleur innée des anciens n'est pas le seul agent qui serve à produire l'acte principal de la restauration. Le mouvement intestin qui est le principe de cette chaleur, est ce qui y a le plus de part; sans lui cette chaleur s'éteindroit bientôt, puisqu'il la développe en dégageant le calorique contenu dans les alimens. Cette chaleur est d'ailleurs insuffisante pour produire les changemens nécessaires dans les

combinaisons qui ont lieu a l'égard des substances alimentaires pour qu'elles deviennent
propres à l'organisation animale.

La digestion ne consiste pas seulement
dans la confection du chyle, dans les premières voies, son atténuation dans les secondes, sa conversion en sang, la séparation de l'urine et de la bile qui s'en fait, la
lymphe, la liqueur spermatique et les autres
humeurs auxquelles il donne lieu dans les
troisièmes voies, et l'épuration qui s'exécute
par la voie des pores, appartiennent encore
à la digestion dont ces opérations ne sont,
pour-ainsi-dire, qu'une suite.

La conversion du chyle en sang est une
des plus grandes opérations; elle se fait particulièrement dans les poumons; là le chyle
et le sang sont mêlés ensemble et compri-
més dans d'étroites filières, de manière à
s'identifier et à ne faire qu'un même fluide
plus épais par la séparation des parties
aqueuses qui se perdent par la transpiration
et la secrétion des urines. C'est dans les poumons que le chyle, en se changeant en sang,
prend la couleur rouge. Des molécules de
nitre, ou du moins de gaz nitreux, parois-

sent être la cause de cette couleur, ayant la propriété de la produire.

Les parties aqueuses surabondantes du chyle et du sang sont évacuées par la transpiration sensible et insensible, et par la secrétion de l'urine, pendant que les parties huileuses sont entraînées vers la rate et le foie pour former la bile qui, après avoir rentré dans le sang avec le chyle, du moins en partie, est aussi portée au-dehors par l'évacuation de l'urine ; tout cela se fait par une force d'attraction et d'analogie qu'il n'est pas facile d'expliquer. Ce sont les premiers sucs bilieux et urinaires qui en attirent de nouveaux et ainsi de suite, depuis le développement du germe jusqu'à son extinction.

Une opération bien admirable, c'est celle par laquelle la nature délivre le systême des parties des humeurs à demi-décomposées par le frottement et par le mouvement intestin, en les faisant servir à des usages utiles avant de s'en débarrasser ; c'est ce qui a lieu à l'égard de la secrétion de la bile. Ce sont, à proprement parler, les parties rances et alkalescentes du sang, qui servent à élaborer cette humeur, c'est - à - dire, des parties sulphureuses qui ne pourroient plus que nuire. Ces parties préjudiciables à l'ordre économique, sont converties dans un dissolvant essentiel sans lequel la nutrition ne pourroit pas s'opérer ; cela est si vrai que lorsque le foie vient à s'obstruer et à empêcher par là le passage de la bile dans les intestins, ce qui arrive dans la jaunisse, la digestion ne peut pas se faire. Les alimens s'arrêtent dans l'estomac, où ils causent un grand poids et la bile qui est obligée de refluer dans le sang, ne trouvant pas son passage libre, altère toutes les humeurs, même les sucs salivaires, ce qui déprave le goût et ôte l'appétit.

Ce ne sont pas seulement les parties aqueuses du chyle et du sang qui se fraient un passage par la transpiration à l'aide de la chaleur animale et des divers mouvemens du corps. Les parties salines, terreuses et sulphureuses qui résultent de la décomposition des humeurs, occasionnée par le frottement, sortent aussi par cette voie, ainsi que par celle de l'urine. Ces deux voies excrétoires ont même une certaine correspondance entr'elles, de manière que l'une remplace l'autre dans le besoin. Quand il fait chaud ou lorsqu'on se livre à des forts exercices, on transpire beaucoup et on urine peu. Le contraire arrive lorsqu'il fait froid et lorsqu'on reste un certain tems sans agir et sans suppléer au feu naturel par l'artifiel. Cette correspondance des voies urinaires et de celles de la transpiration , est une des choses qui font le mieux voir les ressources infinies de la nature et la perfection de ses ouvrages. Combien d'autres merveilles plus grandes encore , n'apperçoit-on pas en parcourant les différentes parties du systême animal ? L'auteur des mondes et de leur ordre immuable pouvoit - il laisser imparfaites des productions d'un genre inférieur ?

CHAPITRE VI.

De l'état naturel ou de l'état de santé.

POUR apprendre à connoître le systême animal, il faut le considérer dans l'état de santé et dans l'état de maladie ; il seroit difficile d'avoir des notions exactes sur ce dernier, si on n'avoit pas étudié le premier et si on ne s'étoit pas appliqué à saisir le mécanisme des principales fonctions.

La santé peut se définir l'accord ou l'harmonie entre les différentes parties du corps ; c'est cet état où toutes les fonctions s'exécutent avec facilité et liberté dans toute l'étendue dont est susceptible chacune de ses parties , suivant la différence d'âge , de sexe et de tempérament.

La santé suppose l'intégrité des facultés pour toutes les fonctions , et la réciprocité qui doit régner entr'elles , car elles dépendent les unes des autres. Comme elles concourent toutes à la même fin , qui est le maintien de la vie et la conservation de la santé , elles doivent se prêter un mutuel secours et se maintenir dans une certaine dépendance les unes des autres. C'est aussi ce qui a lieu., puisque le dérangement d'une seule partie occasionne celui des autres ou du plus grand nombre.

Les principales fonctions sont la repiration , la circulation du sang , la digestion , l'action nerveuse et musculaire les différentes secrétions., etc.

La respiration est l'acte par lequel l'air pénètre dans les poumons et en resort aussitôt ; ce qui arrive , parce qu'il pert son élasticité en se rarifiant par l'effet de la chaleur animale et en se combinant avec d'autres principes qui lui font perdre ses propriétés. Les chymistes modernes prétendent même que l'air atmosphérique se décompose dans la substance des poumons et que l'oxigène se sépare de l'azote pour entrer dans de nouvelles combinaisons.

Quoiqu'il en soit, l'air qui sort des poumons après avoir servi à la respiration est méphitique et presqu'entièrement privé de son élasticité; il n'est plus propre à cette fonction qu'après avoir été régénéré dans la masse d'air ordinaire. Il y a deux tems dans la respiration : le premier est celui par lequel l'air entre dans la poitrine, il se nomme inspiration; le second celui par lequel il en resort, on l'appelle expiration. Ces deux mouvemens sont alternatifs et d'une durée à-peu-près égale. La durée de chaque tems ou répétition de ces mouvemens est d'environ une seconde; elle correspond avec la durée des battemens de cœur et des artères qui suivent les mouvemens du poumon et ne font pour-ainsi-dire que les répéter.

Chaque inspiration, en faisant entrer de l'air dans la poitrine, fait gonfler la substance du poumon et circuler le sang qui y

afflue

afflue. C'est comme le coup de piston d'une pompe employée pour faire mouvoir un fluide quelconque.

Le cœur est l'organe principal de la circulation du sang ; c'est une espèce de muscle ferme et solide, placé à-peu-près au milieu de la poitrine, la base en haut et la pointe en bas. Le cœur communique avec toutes les parties du corps par deux sortes de vaisseaux dont les uns (les artères) servent à répandre le sang dans tout le corps, et les autres (les veines) servent à le receuillir et à le ramener au centre de son mouvement.

La membrane dans laquelle est placé le cœur se nomme pericarde. Ce viscère est divisé par une cloison en deux cavités qu'on nomme ventricules ; l'une est placée à droite. et l'autre à gauche. Le ventricule gauche est un peu plus long que le droit ; ils sont munis d'une espèce d'oreillette. Quatre gros vaisseaux communiquent avec le cœur ; la veine cave et l'artère pulmonaire du côté droit, la veine pulmonaire et l'artère aorte du côté gauche.

Le cœur a deux mouvemens, l'un de systole ou de contraction ; l'autre de diastole ou de dilatation. Dans le diastole, les ven-

I

tricules se remplissent de sang ; dans le systole ils expulsent celui qu'ils ont reçu. Les oreillettes ont aussi leur mouvement de contraction et de dilatation, mais dans un tems différent ; elles sont en diastole, lorsque le cœur est en systole *et vice versâ*.

Tels sont les premiers ressorts qui produisent la circulation du sang ; du cœur il passe dans l'artère aorte et la pulmonaire, d'où il se distribue dans toutes les parties du corps ; il est rapporté au centre de son mouvement par les veines dont les dernières ramifications paroissent communiquer avec celles des artères.

La différence qu'il y a entre ces deux sortes de vaisseaux, c'est que le tissu membraneux des artères est parsemé de fibres musculaires qui sont les agens des pulsations de ces vaisseaux qui correspondent au mouvement de systole et de diastole du cœur. C'est par le moyen de ces contractions qu'elles font circuler le sang en le poussant toujours en avant ; les veines sont privées de ces espèces de ressorts, et ne procurent le retour du sang au cœur que par le secours des vibrations des fibres musculaires contenues dans les artères , dont l'effet se propage jusqu'aux veines.

Le sang porte avec lui , dans les artères , toutes les humeurs nécessaires à vivifier les différentes parties du corps ; aussi le sang veineux , qui est dépouillé de toutes les parties subtiles , est-il bleuâtre et épais , pendant que le sang artériel est très-vermeil et très-fluide.

Les fibres nerveuses et musculaires sont les moteurs de la circulation du sang. Les premières forment, par leur réunion, les petits corps cylindriques de couleur blanchâtre, qui sont répandus dans toute l'habitude et qui sont connus sous le nom de nerfs ; ce sont les organes du sentiment. Les fibres musculaires forment , en se réunissant , des corps charnus qui sont connus sous le nom de muscles. Ces espèces de cordes qui font mouvoir tous les leviers , ont trois parties distinctes , les deux extrémités et le milieu ; les deux extrémités sont tendineuses et portent le nom de tête et de queue ; le milieu s'appelle ventre , parce qu'il est plus gros et charnu.

Outre les muscles proprement dits, il y a des parties qui sont munies de fibres musculaires sans qu'elles soient rassemblées et qu'elles forment des muscles par leur réunion ; tels sont les yeux , les intestins , les artères, le tissu de la peau , les panpières , etc. il y a de même des fibres nerveuses qui sont éparpillées dans les différentes parties du corps sans former des nerfs proprement dits, par leur rassemblement ; les fibres nerveuses et musculaires rassemblées ou non en faisceaux sont les agens du mouvement et des sensations animales.

Les fibres nerveuses donnent l'impulsion aux fibres musculaires qui sont susceptibles de se contracter et de s'étendre , c'est-à-dire, de se raccourcir et de s'alonger par un mouvement alternatif; c'est à cette propriété des muscles et à la force dont ils sont doués que sont dues presque toutes les opérations du systême.

On ne sait pas précisément si les nerfs qui sont les ministres de l'ame et les premiers moteurs de l'action animale , agissent sur les muscles par de simples vibrations ou par l'intermède des esprits vitaux et animaux, qu'on suppose circuler dans leur intérieur avec la promptitude de la lumière ou au moins de l'air. Cette dernière hypothèse,

quoiqu'elle ne soit pas susceptible de démonstration , est la plus probable. On est
plus en droit que jamais de supposer l'existence des esprits animaux , depuis qu'on a
appris à connoître les esprits aëriformes par
leurs effets et leurs propriétés , quoiqu'ils
soient invisibles ; c'est également par leurs
effets qu'on peut connoître les esprits qui circulent dans les nerfs ; sans eux il n'y a point
d'action musculaire, et elle s'affoiblit à mesure qu'ils se dissipent.

C'est dans la tête que s'en fait l'élaboration ; le cerveau et le cervelet forment une
masse glanduleuse dont la substance pulpeuse
est parsemée d'une quantité prodigieuse de
vaisseaux sanguins et lymphatiques. Il se fait,
dans ces vaisseaux ou filières d'une ténuité
extrême , répandus dans toute la substance
cervicale , une secrétion de matière spiritueuse si subtile qu'elle échappe à nos sens.

Tout porte à croire qu'elle existe , car sans
elle on ne sauroit expliquer d'une manière
satisfaisante comment s'opèrent le mouvement et le sentiment, principes de toutes
les autres opérations.

C'est principalement pendant le sommeil
que se fait l'élaboration des esprits animaux.

La détente générale des fibres , que le sommeil et le repos procurent , facilitent l'effet de toutes les secrétions , particulièrement de celle qui a lieu dans le cerveau ; et ce qui prouve que des esprits en sont le résultat , c'est que les hommes qui veillent pendant long-tems et passent des nuits sans dormir , comme cela arrive aux voyageurs et aux militaires qui sont de service la nuit , sentent le besoin de prendre des esprits artificiels pour suppléer par là les naturels et pouvoir continuer les mouvemens du corps. Nos spiritueux ordinaires sont sûrement différens des esprits animaux , étant moins subtils et plus brûlans ; ils ont néanmoins quelques-unes de leurs propriétés , puisqu'ils servent à les remplacer ou du moins à fournir la matière ignée , ou d'autres principes qui servent à produire les esprits animaux.

Si les spiritueux qui sont produits par la fermentation ont de l'analogie avec les esprits animaux , c'est une preuve que ces derniers dérivent aussi de cette source , et qu'ils sont la partie la plus éthérée des liqueurs animales.

Je ne parlerai que très-superficiellement des autres secrétions dont j'ai déjà dit quelque chose en traitant de la digestion. Les principales sont celles de la bile, de l'urine, de la salive, du lait, de la semence, etc. Je ne répéterai point ce que j'ai dit des trois premières. Je vais donner une idée des deux autres.

Le lait est une liqueur blanche qui ne diffère guère du chyle, dont la séparation d'avec le sang se fait dans les mammelles des femelles des vivipares. Cette liqueur est destinée à servir de nourriture aux nouveaux nés des différentes espèces d'êtres vivans de cette classe, dans les premiers tems de leur vie.

Certains animaux parmi les quadrupèdes, tels que la vache, la chèvre, la brebis en fournissent plus que n'en ont besoin leurs petits, sur-tout lorsqu'ils sont nourris dans de gras pâturages ; l'excédent sert de nourriture aux hommes, soit qu'ils le prennent frais ou caillés, soit qu'ils en préparent du fromage. Le lait des troupeaux a été, dans tous les tems, regardé comme une grande faveur accordée aux hommes en récompense des soins qu'ils prennent d'élever et de conserver les animaux domestiques. S'ils ne procuroient pas une nourriture abondante aux quadrupèdes qui vivent, pour-ainsi-dire au milieu d'eux, ils n'en retireroient pas une substance si précieuse. Les troupeaux qui paisent dans de mauvais pâturages, ne fournissent guères que le lait nécessaire à nourrir les élèves, et quand les quadrupèdes, des espèces qui les forment, vivent tout-à-fait dans l'état sauvage, ils ne sont d'aucune utilité aux hommes par rapport au produit du lait.

La femme n'en fournit qu'autant qu'il en faut pour nourrir son fruit ou celui d'une autre; il en est cependant qui peuvent nourrir deux enfans à-la-fois, mais beaucoup plus ont bien de la peine à en nourrir un seul.

Il se trouve beaucoup de mères dénaturées qui, par une suite de la dépravation des usages sociaux, refusent de nourrir leurs enfans, et en confient le soin à des mercénaires; elles paient souvent bien cher cet acte d'inhumanité en contractant des maladies dangereuses qui ont leur source dans l'altération de l'humeur laiteuse. Les enfans sont encore plus exposés à devenir les victimes de cet abus; outre qu'ils ne trouvent point les soins d'une mère auprès d'une étrangère, ils sucent un lait souvent vicié, presque toujours trop ancien, et à qui il manque par ailleurs plusieurs qualités essentielles par le défaut de régime et de bons alïmens.

Le lait est-il dans le sang ce qu'il est dans les mammelles, ou acquiert-il de nouvelles qualités dans ces dernières ?

Le lait, qui n'est pour-ainsi-dire qu'une liqueur chyleuse, est à-peu-près le même dans le sang qu'après en avoir été séparé. Cependant on ne sauroit disconvenir qu'il n'y ait un certain levain dans les corps glanduleux des mammelles , propre à donner au lait toutes les qualités qu'il est susceptible d'acquérir par son séjour dans les organes de son élaboration. C'est une espèce de ferment à l'aide duquel le lait subit un mouvement sur lui-même , et prend les qualités des liqueurs animales. Les trois parties distinctes contenues dans le lait ; savoir : la butyreuse , la caséuse et l'aqueuse en sont une preuve.

Les vaisseaux qui servent à filtrer le lait sont des espèces de filières que parcourt ce fluide, et dont il est exprimé par la pression de la bouche des nouveaux nés ou par la pression des doigts à l'égard des animaux dont on extrait le lait.

La semence est la liqueur spermatique qui sert à reproduire les êtres animés ; elle est fournie par le sang comme toutes les autres humeurs ; mais elle subit une préparation dans les testicules et dans les vésicules séminales, qui lui donne des qualités propres à la rendre prolifique. Les testicules sont des corps glanduleux formés principalement par un amas de vaisseaux lymphatiques qui sont comme roulés les uns sur les autres. La semence parcourt ces filières, où se trouve un germe propre à lui donner les qualités nécessaires par l'effet du mouvement intesin, seul capable de changer les propriétés des liqueurs animales, et de leur en donner de nouvelles à l'aide des germes primitifs dont il a été plusieurs fois parlé.

La conception est un mystère couvert de ténèbres que toute la sagacité humaine n'a pu jusqu'ici dissiper. La réunion des liqueurs séminales des deux sexes en est la base ; cependant il paroît que celle du mâle contient les principes essentiels de la reproduction, et que celle de la femelle ne sert, pour-ainsi-dire, qu'à les développer. Elle fait à l'égard du germe fourni par le mâle, ce que fait la terre à l'aide d'une chaleur et d'une humidité suffisantes à l'égard des graines des végétaux.

On ne sauroit révoquer en doute que le mouvement intestin contenu dans d'étroites bornes est l'agent principal qu'emploie la nature pour reproduire les êtres vivans; aussi est-ce dans les saisons les plus favorables à la fermentation qu'ils sont animés du desir de se reproduire. Les liqueurs spermatiques renfermées dans l'*uterus* chez les vivipares et dans les œufs chez les ovipares, sont dans un état approchant de celui où se trouvent des liqueurs qu'on fait fermenter à une douce chaleur; mais le germe des premières, contenant en petit toutes les parties des êtres qu'elles doivent servir à former, ces liqueurs prennent de la consistance, et servent à développer les parties solides à mesure qu'avance l'œuvre de la génération. La moindre communication qu'elles ont avec l'air extérieur, les déprave et détruit leurs effets en faisant changer la direction fermentative et en la faisant passer du degré spiritueux au degré putride.

Il faut bien peu de chose dans le règne animal pour changer cette direction et faire incliner le mouvement intestin vers la putréfaction à laquelle les substances animales ont une grande tendance. Qu'une femme qui a ses règles entre dans un lieu où il y a du vin, de la bière, du cidre en fermentation, en voilà assez pour les faire tourner, c'est-à-dire, pour leur donner une direction à la putréfaction. La même chose peut arriver à l'égard des salaisons; ce sont des faits que des savans, qui ne connoissent pas la marche de la nature et son mode d'action, révoquent en doute, mais qui n'en sont pas moins certains; les gens ordinaires qui n'ont pas la prétention de tout savoir, s'en étant plusieurs fois convaincus par l'expérience, se donnent bien de garde de laisser entrer des femmes en âge d'être réglées, dans leurs caves ou dans leurs celliers dans certains tems:

Je ne prétends cependant pas être cru sans rendre la chose palpable. Voici comment on doit expliquer cet effet: la fermentation spiritueuse, la seule capable de produire des organisations animales est très-voisine de la putride dans le règne dont il s'agit; elles y touche même à certains égards, comme il a été rapporté en parlant de la digestion. Que la chaleur animale soit seulement augmentée de deux à trois degrés, en voilà assez pour que le mouvement intestin tourne à la putréfaction; c'est ce qui arrive aux femmes dans l'époque de la menstruation; leur chaleur se trouve augmentée et leurs humeurs, en subissant deux ou trois degrés de plus qu'à l'ordinaire de chaleur naturelle, prennent des qualités putrescentes. Des femmes, dans cet état, en entrant dans des caves ou des celliers où il se trouve des liqueurs, sont dans le cas de les faire tourner, si elles sont en pleine fermentation, et ne sont pas bien bouchées; il s'évapore dans ce cas une vapeur putrescente du flux menstruel qui, au moyen de l'air qui lui sert de véhicule, va pénétrer la liqueur en fermentation, et y faisant fonction de ferment putride, la corrompt aussi-tôt.

La même chose peut arriver aux salaisons, preuve qu'elles ne sauroient se faire qu'en y faisant développer la fermentation spiritueuse, et que cette espèce de fermentation peut avoir lieu quand elle est bien dirigée dans les substances animales. Il est si vrai que la fermentation spiritueuse est celle qui préside à la préparation des viandes salées, qu'on sent une odeur d'esprits assez agréable à l'odorat quand on ouvre les vaisseaux qui les contiennent, et qu'un des meilleurs moyens de les préparer, est de les mettre dans des tonneaux où il y a eu du bon vin; elles se gâteroient dans des tonneaux qui en auroient contenu de mauvais, et la moindre impureté dans les vaisseaux, sur-tout de qualité putride, est capable de faire gâter du vin ou des salaisons.

Qu'on examine la conduite d'un essaim d'abeilles qu'on a placé dans une nouvelle habitation, on verra qu'elles grattent la ruche et en détachent tout ce qui est impur avant d'y faire aucun travail, et la quittent même si elles ne peuvent parvenir à la nétoyer, pour chercher une autre demeure. Ces petits êtres sentent par instinct que la fermentation spiritueuse, la seule qui soit propre à leur conservation et à l'élaboration du miel, ne sauroit avoir lieu que dans un endroit propre, et que dans tout autre, la fermentation putride qui détruit tout, les saisiroit et les feroit périr.

L'homme qui ne sait rien par instinct et qui apprend tout ce qu'il lui importe de savoir par son expérience et par son raisonnement, sait, à force d'avoir observé, qu'il est dangereux que sa femelle pénètre, aux époques de ses indispositions naturelles, dans les lieux où il conserve ses boissons et ses salaisons.

A l'égard de la femme, si elle cessoit d'être réglée avant l'époque où elle ne doit plus l'être, le germe mentruel se développant et se concentrant de plus en plus dans ses humeurs, lui feroit subir plus de mouvement intestin qu'à l'ordinaire, ce qui l'échaufferoit davantage, la disposeroit à l'alkalescence, et seroit cause d'un grand nombre de maladies.

Cette théorie sur les effets de la fermentation dans l'économie animale, peut trouver des contradicteurs parmi les ennemis de la secte cartesienne, qui a peut-être abusé du mouvement intestin pour expliquer des phénomènes extraordinaires qui n'étoient pas susceptibles de l'être de cette manière. Mais sans être cartesien, et par conséquent sans exagérer les effets de ce mouvement, on peut croire à son influence sur l'organisation animale, en le prenant dans le sens modéré que l'emploie la nature. Je crois, pour moi, que ceux qui le rejettent et qui ne le remplacent par aucun autre agent, car il n'y en a point d'autre à mettre à sa place, sont moins dans le cas de connoître le cours de la nature et de saisir le mécanisme de ses opérations, que les hommes qui l'admettent en le dirigeant idéalement, suivant que cette mère de toutes choses le fait en réalité.

Revenons à l'état de santé, et terminons ce chapitre par quelques réflexions utiles sur le libre exercice des fonctions.

On ne peut pas regarder comme en bonne santé ceux qui n'exercent pas avec facilité et sans incommodité, toutes les fonctions nécessaires à leur âge, à leur sexe et à leur tempérament.

La perfection de la santé ne suppose pas la même manière d'exister dans les divers individus qui en jouissent. L'exercice des fonctions a quelque chose de commun, à la vérité, pour chaque action en particulier, mais il est susceptible aussi de bien des différences, non-seulement par rapport à l'âge, au sexe et au tempérament, mais encore par rapport aux sujets de même âge, de même sexe et de même tempérament, selon les différentes situations, les différentes circonstances

, où

où ils se trouvent ; ainsi chacun a sa manière de manger, de digérer, etc. quoique chacun ait les mêmes organes pour ces fonctions.

La santé consiste donc dans un point précis de perfection commun à tous les sujets dans l'exercice de toutes leurs fonctions ; mais elle admet une sorte de latitude d'extension qui renferme un nombre considérable et indéterminé de combinaisons qui établissent bien des variétés dans la manière d'être en bonne santé, comprises entre l'état de l'homme le plus robuste et le plus éloigné de celui de maladies et de celui qui approche le plus de la disposition où la santé cesse par la lésion de quelque fonction.

On doit conclure de là qu'il n'y a point d'état de santé qui puisse convenir à tout le monde ; chacun a sa manière d'exister et de se bien porter, car cet état dépend d'une certaine proportion dans les fluides et dans les solides, dans leurs actions et dans leurs mouvemens, qui est propre à chaque individu.

De même qu'on ne peut pas trouver deux visages parfaitement ressemblans, suivant la remarque judicieuse de Boerhaave, de même

K

il y a toujours quelque différence entre le cœur, et les poumons d'un homme et ceux d'un autre.

Qu'on suppose deux individus en bonne santé ; si on faisoit passer du sang de l'un à l'autre par le moyen de ce qu'on appelle la transfusion, ils seroient incontinent incommodés tous les deux, parce que le tempérament n'étant pas le même, les liqueurs de ces deux sujets ont des qualités différentes.

Il existe une si grande différence à cet égard qu'on voit des hommes dont les humeurs sont, pour-ainsi-dire, corrompues par des vices innés ou contractés, ce qui se reconnoît par leur aspect et la mauvaise odeur qui s'exhale de leurs corps, et qui cependant jouissent en apparence d'une assez bonne santé, ne donnant aucun signe de douleur. Comment expliquer cela autrement que par l'effet de l'habitude qu'on a raison d'appeller une seconde nature ? S'ils sont nés avec de mauvais levains dans le sang, il n'est pas surprenant qu'ils se soient familiarisés peu à peu avec leurs effets ; s'ils ont contracté des germes de maladies par la contagion ils ont pu s'accoutumer insensiblement à leurs effets et s'habituer à en supporter l'ac-

tion, si sur-tout ils sont de complexion robuste. On s'accoutume bien par degrés à
supporter les effets des poisons. Eh ! que sont
les levains des maladies ? sinon des poisons
ou des agens destructeurs de la vie animale.

On peut juger, si on jouit d'une bonne
santé, par la facilité avec laquelle s'exécutent les différentes fonctions du corps et de
l'ame, par la satisfaction que l'on sent de son
existence morale et physique.

La santé est indépendante des tempéramens, des formes, de la taille, du sexe et
pour-ainsi-dire, de l'âge, car on peut se bien
porter jusqu'à l'extrême vieillesse, en suivant un bon régime. Cependant il y a à cet
égard des avantages réels ; par exemple , les
gens d'un tempérament sanguin sans être
plus forts que les autres, sont plus portés à
l'hilarité, ce qui contribue beaucoup au
bonheur de la vie. Les bilieux et les mélancoliques sont au contraire taciturnes , du
moins dans certaines époques, ce qui rend
leur vie triste et leur donne souvent une existence désagréable ; les phlegmatiques sont
moins gais que les sanguins , mais moins
tristes que les mélancoliques.

Quant à la taille, on peut se bien porter,

K 2

petit comme grand, et souvent mieux, car une longue stature est fatigante à porter ; il faut ajouter que plus les extrémités sont éloignées du centre du mouvement, plus il faut de force de la part du corps pour produire la chaleur naturelle ; aussi remarque-t-on que les petits individus ont plus de vivacité, et par conséquent plus de chaleur au moins relative que les grands. Il ne faut pas être contrefait pour se bien porter, car les vices de conformation augmentent au moins les résistances dans la circulation du sang et les divers mouvemens, s'ils ne causent pas de plus grands obstacles.

Pour ce qui est du sexe, on peut se bien porter, étant homme ou femme. Les hommes ont plus de vigueur et semblent, par cette raison, devoir jouir d'une meilleure santé ; mais les femmes ayant les nerfs plus délicats sont douées d'une sensibilité plus esquise, de sorte que la diminution de force est compensée chez elles par une augmentation de mobilité dans les nerfs, qui contribue à la perfection des sensations. Cependant l'incommodité menstruelle à laquelle les femmes sont sujettes, et le pénible travail de la reproduction dont elles ont toute la charge, rend leur condition plus pénible , ou au moins plus désagréable que celle des hommes , quoique ces derniers aient les principales fatigues de la vie à supporter.

La santé se soutient tant qu'on a assez de force pour supporter toutes les résistances de la vie animale , par conséquent toutes celles qu'opposent au mouvement les fluides et les solides qui la composent ; plus les forces vitales sont supérieures aux efforts qu'elles ont à vaincre , plus la santé est parfaite.

On dit aussi que plus la nature a de force et moins elle en dépence , plus la santé est excellente. Cependant si un excès de force faisoit monter le ton des fibres jusqu'au degré de rigidité et même d'éréthisme , cette surabondance de force seroit nuisible , puisqu'il en résulteroit des maladies.

C'est du libre exercice des fonctions , de ce juste point d'équilibre qu'elles doivent avoir entr'elles que dépend l'agilité , la facilité de se mouvoir , la gaîté et le contentement de soi-même. L'ordre qui doit régner entre toutes les parties du corps , étant bien réglé , l'accord et l'harmonie doivent régner entr'elles. La joie et le contentement sont le fruit de cette heureuse situation.

K 3

On regarde comme un signe de santé, que chaque jour à la même heure on soit porté à satisfaire à ses différens besoins ; c'est souvent aussi un effet de l'habitude. Un homme qui s'habitue à rendre ses excrémens à la même heure, sent ordinairement le même besoin chaque jour à la même époque.

J'ai entendu dire, à des témoins oculaires, que le dernier roi d'Espagne (Charles III) s'étoit tellement soumis à l'influence de l'habitude, que chaque chose qu'il faisoit il s'y livroit toujours à la même heure ; il étoit uniforme jusques dans ses besoins les plus ordinaires.

On peut ragarder comme un autre signe de santé, qu'on puisse se livrer à un travail ou à un exercice un peu fort, sans qu'il se fasse de battemens extraordinaires, de pulsations, de palpitations dans aucune partie du corps, et sans qu'on éprouve de douleur. Ce signe est autant un signe de force que de santé ; il n'est pas moins vrai de dire qu'on se porte bien et qu'on jouit d'une santé à toute épreuve, quand elle n'est troublée par rien de ce qui est capable de la déranger.

On remarque que les hommes qui ont

beaucoup de vigueur dans les organes, sont rarement des gens d'esprit. Ces derniers ne jouissent pas ordinairement d'une forte santé; il est nécessaire qu'on soit délicat pour que la mobilité des nerfs, d'où dépend l'effet de ce qu'on appelle esprit, soit très-grande. Les gens d'esprit ont, pour-ainsi-dire, leur force dans le cerveau comme les autres l'ont dans les membres.

Les moyens propres à conserver la santé consistent dans l'usage modéré des choses appellées en médecine non naturelles; il en sera fait mention dans le dernier chapitre.

CHAPITRE VII.

De l'état contre nature ou de l'état de maladie.

L'ÉTAT de maladie est celui où il y a lésion d'une ou de plusieurs fonctions, ce qui trouble l'équilibre de leur exercice, et occasionne un dérangement presque universel, pour peu que la lésion soit considérable.

On peut définir la maladie ; un dérange- ment de l'état naturel et son changement dans celui contre nature, produit par diffé- sentes causes.

Les anciens appelloient la maladie une affection, une passion, une disposition, une constitution contre nature. Les modernes se servent encore assez souvent du terme d'af- fection pour exprimer des maladies ; ils em- ploient celui de passion dans certains cas ; par exemple, on dit une passion iliaque pour exprimer une violente colique qui a son siège principal dans l'intestin iléon ; une passion utérine pour exprimer un désordre et une chaleur extraordinaire dans la matrice, oc- casionnés par les sucs spermatiques qui sol- licitent l'emploi auquel la nature les des- tine.

Suivant Sydenham, la maladie est un effort salutaire que fait la nature, un mou- vement extraordinaire qu'elle produit pour vaincre les obstacles qui s'opposent au libre exercice des fonctions, pour séparer et porter au-dehors, ce qui nuit à l'économie animale.

Pour bien connoître les maladies, il faut savoir en quoi consistent les obstacles qui troublent l'exercice des fonctions , et quelles sont les conditions qui manquent pour que les fonctions puissent s'exécuter convenablement.

On ne sauroit bien saisir les lésions de fonctions sans avoir étudié leur exercice dans l'état naturel ou de santé , et les parties du corps qui leur servent de siège. J'ai cherché à donner une idée des fonctions principales dans les deux chapitres précédens. Il n'y a que l'étude approfondie de l'anatomie et de la physiologie qui puisse apprendre à les connoître parfaitement.

On peut regarder l'état naturel comme une heureuse disposition de la vie animale dans laquelle le mouvement de tous les organes et de toutes les fonctions , comme la circulation du sang , la respiration , la digestion , etc. s'exécute librement et sans aucune gêne.

La mort est la cessation entière et constante de ce mouvement , par conséquent de toutes les fonctions du corps. La santé, qui est l'état opposé , consiste donc dans une disposition de toutes ses parties , propre à l'exécution des fonctions dont il est susceptible , relativement à ses facultés , à l'âge ,

au sexe et au tempérament de l'individu, en
sorte que toutes les fonctions s'exécutent les
unes et les autres, suivant les différens besoins de l'économie animale.

L'état de maladie peut être considéré
comme un état moyen entre la vie et la mort.
Il y a toujours, dans l'état de maladie, quelques fonctions qui subsistent; mais leur exercice est imparfait. Le mouvement du cœur
est celui auquel la vie est particulièrement
attachée ; ce mouvement subsiste dans l'état
de maladie, quelque soit la diminution qu'il
éprouve ; c'est ce qui distingue particulièrement l'état de maladie de la mort ; tant que
le cœur bat, le principe de vie subsiste. Son
action pourroit même s'arrêter momentané-
ment, du moins en grande partie, sans que
le principe de vie fût détruit; c'est ce qui
arrive dans les syncopes, dans les asphixies
et dans les attaques d'apoplexie.

On ne peut connoître les maladies sans
savoir en quoi consiste l'obstacle qui gêne
l'exercice des fonctions, quelles sont les
causes qui l'ont produit, et quelles sont les
conditions qui manquent pour que les fonctions lésées se remplissent comme de coutume.

Il faut savoir en quoi consiste le vice ou le désordre des fonctions, pour connoître l'essence des maladies qui en résultent. Il est essentiel aussi d'en découvrir les causes, sans quoi on ne sauroit parvenir à connoître le type du mal.

La partie de la médecine qui a pour objet la considération des maladies en général et de tout ce qui est contraire à l'ordre économique s'appelle pathologie ; elle embrasse la partie théorique de l'art par rapport à la connoissance des maladies. La thérapeütique est celle qui apprend à les traiter en indiquant l'usage qu'on doit faire des divers moyens curatifs.

Les causes des maladies sont tout ce qui peut nuire et contribuer à déranger l'état naturel, lequel consiste dans l'action des solides et le mouvement des fluides dans une parfaite correspondance. Tout ce qui est capable de déranger l'équilibre, de troubler l'harmonie des fonctions, peut devenir cause de maladie.

Il existe beaucoup de systêmes sur les causes de maladies, qui jusqu'ici ont été insuffisans pour en donner une connoissance exacte. Les qualités et les intempéries des galenistes,

le resserrement et le relâchement des méthodistes, les vices de la circulation des hy-
drauliques, l'excès ou le défaut d'irritation
et d'action des organiques mécaniciens, sont
ceux qui ont eu plus de partisans. L'auteur
de l'excitabilité dont j'ai donné une idée au
commencement de cet ouvrage, en a produit
un nouveau qui agite actuellement bien des
têtes.

Il est à remarquer qu'on s'attache beaucoup plus en médecine aux systêmes et aux
idées qui tiennent à la théorie, qu'à tout ce
qui fait la base de la pratique, comme l'observation et la recherche de nouveaux secours. Cela vient de ce que les systêmes prê-
tent beaucoup plus à la dispute et fournissent
plus de moyens de montrer la supériorité de
talens, sinon dans les faits, du moins dans les
discours. L'amour-propre se glisse par-tout;
les jeunes médecins ne pouvant pas avoir la
prétention d'égaler les anciens pour la pratique, ont celle de leur être supérieurs pour
la théorie. Il faut néanmoins convenir qu'il
résulte quelquefois de bons effets de ces controverses, et qu'elles servent à éclairer les
parties obscures de l'art. Il n'y a guère de
systême qui n'ait produit quelque bien en

rechauffant les esprits et en faisant agiter de nouveau des matières qui avoient été traitées jusqu'alors infructueusement.

Si le mouvement intestin doit être regardé comme le principal moteur de la vie et de l'action animale dans l'état naturel, à plus forte raison doit-il être considéré comme l'agent ou la cause immédiate des maladies dans l'ordre contre nature. Il ne faut faire que foiblement attention à ce qui arrive dans les divers dérangemens pour être convaincu de cette vérité.

Que remarque-t-on de contre nature dans les organes, lorsque l'ordre économique vient à y être dérangé ? Quel est le type des vices qui manifestent leur présence dans les différentes parties du corps ? Un foible examen fera voir qu'ils sont tous de qualité alkaline ou putrescente, et qu'ils proviennent d'une augmentation de chaleur, c'est-à-dire, de l'action du mouvement intestin.

Jettons d'abord nos regards sur la bouche et sur la langue, en examinant ce qui s'y passe dans l'état de maladie ; nous trouverons que la bouche et la langue sont pâteuses, et que le goût y est dépravé, preuve que les sucs salivaires ont subi de l'altération ; et comment en éprouveroient-ils, si la fermentation n'acquéroit plus d'intensité et ne tournoit à la putrescence ? Il faut se rappeller ici ce qui a été déjà dit , que la fermentation spiritueuse est seule propre à l'organisation , et que l'acide et la putride sont désorganisantes, c'est-à-dire , des agens de destruction.

La durée de la fermentation acide est bien courte dans le règne animal. Du bouillon ou des viandes qui viennent à s'aigrir passent incontinent de la fermentation acide à la putride. Cette dernière est donc celle par laquelle s'opère la désorganisation animale.

L'état de maladie est un principe de désorganisation : une fonction ne sauroit être lésée sans qu'il y ait à craindre que son dérangement se communique aux autres. L'effort que fait la nature pour lever l'obstacle , ne sauroit avoir lieu sans une augmentation de chaleur , et par conséquent de mouvement intestin qui est le mode de son développement. Or, d'après ce qu'il a été dit plusieurs fois, ce mouvement ne sauroit passer les bornes qui lui ont été prescrites dans le système sans quitter le degré spiritueux pour passer à l'acide, et presqu'aussi-tôt au putride. Il y a aussi des degrés dans ce dernier ; il ne faut pas croire que celui par lequel les humeurs s'altèrent légèrement , soit le même que celui par lequel elles se dépravent tout-à-fait ; il en est au contraire très-éloigné.

Il a été dit , en parlant de la chaleur naturelle du corps humain , qu'elle n'étoit augmentée que de deux ou trois degrés dans les maladies de peu de conséquence ; ce calcul est fondé sur des expériences faites avec le thermomètre de Farheneit , dont se servent assez généralement les savans étrangers. Cette augmentation de chaleur animale ne provient que de plus d'intensité dans le mouvement intestin. Or, cette chaleur et ce mouvement ne sauroient s'accroître sans que la fermentation devienne putride , c'est-à-dire, désorganisante ; la putridité est très - foible , quand l'augmentation de chaleur n'est que de deux ou trois degrés ; elle est cependant suffisante pour déranger l'ordre économique, pour troubler les secrétions , pour altérer les fluides , pour tendre ou détendre les solides et les affoiblir en même tems.

Il vient d'être dit que les sucs salivaires se dépravent dans l'état de maladie. La langue et généralement tout l'intérieur de la bouche deviennent pâteux et s'empreignent d'amertume. Que conclure de là ? sinon que la salive, qui est à certains égards une liqueur ou un acide spiritueux dans l'état de santé, se trouve altérée par l'augmentation du mouvement intestin. La même altération a lieu dans les sucs gastriques, pancréatiques et même dans la bile ; aussi n'y a-t-il plus d'appétit ni de faculté pour digérer , lorsque dans cet état on s'efforce de prendre de la nourriture.

Ces désordres sont suivis de beaucoup d'autres. Le sang et toutes les humeurs sont altérés par la même cause qui agit sur les sucs digestifs. Les secrétions sont troublées ; l'évacuation des différentes espèces d'excrémens ne se fait plus avec la même facilité qu'à l'ordinaire. Enfin, l'ordre général est troublé si la lésion de fonction est considérable. Tous ces désordres sont produits par une augmentation de chaleur et de mouvement intestin, c'est-à-dire, par l'effet de la fermentation putride et désorganisante ; il ne faut, je le répète, entendre ici , par putridité, qu'un principe de putréfaction , si sur - tout le dérangement de la santé est peu considérable.

Quand

Quand le mouvement intestin prend de l'intensité et porte la chaleur animale jusqu'à cent et même cent deux degrés, comme cela arrive quelquefois dans la fièvre putride, dans la petite vérole confluente, dans la peste, etc. alors la putréfaction est forte et le corps humain est exposé à tomber très-promptement en dissolution, si le mouvement de la vie vient à s'arrêter.

Observez que la petite vérole et les autres maladies éruptives sont de plus mauvaise qualité en été et en automne que dans les autres saisons, si sur-tout l'été a été fort chaud et a disposé les humeurs à l'alkalescence ; dans les pays chauds que dans les pays froids, parce que la fermentation y est plus forte. Remarquez aussi qu'en général ces sortes de maladies sont plus dangereuses chez les enfans et chez les vieillards, que chez les adultes. Pourquoi cette particularité ? parce que le mouvement circulaire est moins actif dans le premier et le dernier âge que dans les mitoyens, et parce que le mouvement intestin acquiert de la force à proportion que le circulaire s'affoiblit.

On voit plus souvent des rougeoles et des scarlatines de mauvaises qualités chez les

L

enfans et chez les vieillards, que chez les adolescens et les adultes; il en est de même des érésypèles qui sont quelquefois gangreneux chez les vieillards. Or, la gangrène décèle la présence de la putréfaction, c'est-à-dire, d'une fermentation alkalescente.

Si le cours de la fermentation putride est prompt dans certaines maladies et lent dans d'autres, cela provient de la différence de leurs germes ou fermens; dans les unes, ils sont d'une nature très-active: alors ils produisent leurs effets en très-peu de tems; dans d'autres ils sont moins subtils et moins prompts à se développer. Les maux qui en dérivent doivent par conséquent parcourir leurs périodes moins promptement.

Les accidens qui surviennent à la suite des lésions de fonctions, et décèlent la présence des maladies, s'appellent symptômes; les symptômes sont eux-mêmes des maladies qui dérivent des lésions de fonctions déjà existantes. Ces nouvelles lésions dépendent de celle qui a existé la première.

On divise les maladies de bien des manières; d'abord on en fait deux classes principales en les divisant en aigues et chroniques, suivant l'ancienne méthode, et en

sthéniques et asthéniques, suivant le systême de l'excitabilité. On les subdivise ensuite suivant leur degré d'intensité, suivant
les parties qu'elles affectent et suivant les
rapports qu'elles ont ensemble; par exemple,
on appelle fièvres éruptives, ou maladies
exanthématiques, toutes celles où il se fait
des éruptions qui sont accompagnées de
fièvres, comme la petite vérole, la rougeole,
le pourpre, la fièvre rouge ou scarlatine,
l'éruption miliaire, etc. Ces maladies affectent toujours la superficie du corps, c'est-à-
dire, les tégumens, et ont de la ressemblance
entr'elles; ainsi de pareilles divisions sont
fondées sur la nature du mal.

On distingue aussi les maladies en internes
externes, c'est-à-dire, en chirurgicales et
et médecinales; mais cette division ne doit
plus avoir lieu en France depuis qu'on y a
réuni les deux professions de médecin et de
chirurgien.

La manière la plus ordinaire de diviser les
maladies consiste à les ranger dans un certain
nombre de classes. Les fièvres essentielles
peuvent former la première; les inflammations qui sont toujours accompagnées de
fièvres la seconde; les convulsives et les

spasmodiques qui viennent d'une trop grande tension et d'une contraction musculaire irrégulière et involontaire la troisième ; les différentes espèces de paralysies qui entraînent plus ou moins la perte du mouvement et du sentiment, la quatrième ; les maladies qui affectent l'esprit, soit en agitant le sang et en troublant le sommeil, comme la folie, soit en engourdissant les nerfs et en faisant toujours dormir, comme l'apoplexie, la léthargie, la catalepsie, peuvent former la cinquième classe. Les différentes espèces de cachexies, où le sang et les autres humeurs contractent des vices et de la dépravation, comme le scorbut, l'hydropisie, le mal vénérien, etc. peuvent constituer la sixième classe. On pousseroit cette division encore plus loin si on le vouloit.

Il y a des auteurs qui, comme Sauvage, dans sa nosologie, ont suivi, à l'égard des maladies, la méthode des botanistes, en les divisant d'abord en classes, puis en genres et en en espèces. Cette méthode est plus ingénieuse que conforme à la manière d'agir de la nature.

Je ne parlerai point des fièvres essentielles dans ce chapitre, parce que mon intention est d'en traiter séparément. Je ne ferai même mention, dans ce moment, des maladies des autres classes qu'en les généralisant et en les embrassant en masse, ayant l'intention d'en traiter séparément et en détail dans les autres parties de cet ouvrage.

1°. Les inflammations : ce sont des maladies d'un genre aigu et violent, qui enflamment les parties qu'elles affectent, c'est-à-dire, qui y produisent une si grande chaleur qu'elles tendent les parties solides et dessèchent les parties fluides au point d'arrêter le cours de ces dernières dans quelques parties.

Le type ou caractère principal des inflammations consiste dans le dessèchement et l'éréthisme des solides d'une part et l'épaississement des fluides de l'autre. Toutes les fois que ces deux circonstances viennent à se rencontrer, l'inflammation est fort à craindre, car la rigidité des fibres nerveuses et musculaires en gênant la circulation des humeurs par le rétrécissement des vaisseaux qu'elle cause, doit nécessairement produire un obstacle insurmontable au cours du sang dans quelques parties, d'autant plus qu'étant plus épais qu'à l'ordinaire, il est très-disposé à s'arrêter.

Les partisans du phlogistique de Sthal attribuent tous les effets des inflammations à ce principe. Aujourd'hui qu'il n'existe plus et qu'on la converti en calorique constituant ou feu principe des corps, on ne peut plus prétendre expliquer les phénomènes qui accompagnent les inflammations par le secours du phlogistique.

Le calorique est sûrement un des agens d'une classe de maladie dont le feu est l'essence, ainsi que son nom l'exprime. Mais il ne faut pas croire que lui seul fasse tout le mal, et qu'il soit le seul moteur des inflammations.

Le tems où il fait plus froid est celui où les inflammations sont plus communes, parce qu'il y a une distance prodigieuse entre la température externe et interne du corps, et parce que dans ces circonstances l'air atmosphérique renferme des principes propres à coaguler le sang.

La grande question qui divise les physiciens ; savoir : si le froid n'est que l'absence du feu, ou s'il est lui-même un principe, n'est pas encore décidée. Epicure, l'un des plus grands génies de l'antiquité et l'un des plus laborieux, puisqu'il a composé lui seul plus de trois cents ouvrages, reconnoissoit des parties frigorifiques dans l'atmosphère, Le fameux Gassendi, l'un des plus grands philosophes modernes, avoit adopté le même système. Les découvertes récentes de la chymie font conjecturer qu'il pourroit bien en être quelque chose.

Qu'on se rappelle ce qui a été dit en parlant du gaz nitreux, qui est plus abondant en hiver qu'en été, sur-tout quand il fait très-grand froid, et quand le vent vient du côté du Nord, lorsqu'il tombe de la neige, ce qui suppose le froid au moins au degré de congélation, et on sera peut-être tenté d'admettre les molécules frigorifiques d'Epicure et de Gassendi.

L'existence du gaz nitreux dans l'atmosphère est démontrée par plusieurs expériences. Il est également constaté qu'il est plus abondant en hiver qu'en été, sur-tout lorsqu'il fait froid, ainsi que l'acide nitrique dont il provient. Or, les principes de cette espèce d'acide ont la propriété de coaguler les liqueurs animales et de donner au sang une couleur plus vermeille qu'à l'ordinaire. C'est ce qui arrive dans les inflammations; le sang est plus épais et plus coloré qu'à

L 4

l'ordinaire. Le gaz nitreux qui est plus abondant, comme on vient de le voir, en hiver qu'en été, sur-tout lorsque le vent du Nord souffle, et lorsqu'il tombe de la neige, paroît contribuer par conséquent à la formation des inflammations, au moins dans les tems et les climats, où le froid se fait vivement sentir.

La différence prodigieuse qui existe quand il fait bien froid entre la température externe du corps et l'interne, est certainement une des causes des inflammations. Pendant les chaleurs de l'été, le thermomètre de Réaumur s'élève communément de vingt à vingt-quatre degrés dans nos climats, au-dessus du degré de congélation, et descend de douze à seize au-dessous dans nos grands froids. Il y a donc de trente à quarante degrés de différence entre la température la plus haute de l'été et la plus basse de l'hiver; cette différence est bien plus grande encore dans certains pays; par exemple, à Pétersbourg, où le thermomètre s'est élevé jusqu'à trente-deux degrés pendant les chaleurs de l'été dernier, et descendra peut-être autant au-dessous du degré de congélation pendant l'hiver, ce qui fera une différence de plus de soixante degrés. Une variation si considérable peut avoir les conséquences les plus fâcheuses dans le système à l'égard de ceux qui s'exposent à l'impression de l'air extérieur, car alors le froid peut coaguler les liquides dans toutes les parties où son action est immédiate, comme aux mains, au visage, au nez; dans la bouche, à la gorge et dans la poitrine, d'autant plus qu'il est chargé de beaucoup de parties nitreuses, et par conséquent coagulantes; d'ailleurs, un froid aussi excessif comprime tellement la machine qu'il empêche la transpiration et toutes les excrétions par où le sang doit se purger continuellement de tout ce qui lui devient étranger; ainsi, tous les résidus et *fèces* qui auroient dû être expulsés, restent dans le corps et y causent toutes sortes de désordres.

L'expérience confirme la validité de ces principes sur l'origine des inflammations, puisque ces sortes de maux sont beaucoup plus fréquens en hiver qu'en été, et qu'ils ont lieu particulièrement dans les tems froids, lorsqu'il tombe de la neige ou lorsqu'il règne un vent de Nord ou bien de Nord-Est, et de Nord-Ouest, qui sont ceux qui en approchent le plus. C'est aussi dans ces sortes de tems qu'il est plus commun de voir des épidémies de rhumes, de cathares, de coqueluches, de fluxions de poitrine et de tous les maux qui peuvent être dûs à l'influence d'un air froid.

Cependant on ne sauroit refuser au calorique qui se trouve généralement répandu dans l'atmosphère et encore plus à celui qui entre comme principe dans les corps, la puissance d'engendrer des inflammations. Tout le monde sait que l'action immédiate et trop vive du soleil sur les sujets qui s'y exposent et du feu développé par la combustion des corps dont on abuse quelquefois en se chauffant trop, sont capables de développer des inflammations ; les hommes qui se livrent à de trop violens exercices ou à un travail forcé, peuvent également éprouver des inflammations, parce qu'ils dessèchent par là leur sang et lui font prendre trop de consistance, et parce qu'ils font contracter de la rigidité aux fibres musculaires, ce qui diminue le calibre des vaisseaux et rend la circulation des fluides plus difficile.

C'est sur - tout lorsque le froid succède promptement au chaud, et lorsqu'on n'a pas

soin de graduer leur succession , qu'on est
exposé aux effets des inflammations. Le froid
a la propriété de condenser les fluides , sur-
tout ceux qui sont susceptibles de se coaguler au plus leger degré de froid. Les liqueurs
animales sont de ce genre ; elles se con-
densent aussi-tôt qu'elles cessent de circuler
avec vélocité après de violens exercices qu'on
interrompt tout-à-coup ; le cours des liqueurs
animales ne se suspend pas tout-à-fait, mais
il perd considérablement de son énergie, ce
qui suffit pour diminuer la chaleur de ces
fluides et leur faire prendre plus de consistance que de coutume.

Cela seul est suffisant pour disposer à l'inflammation, d'autant plus que la transpiration est alors arrêtée, ou considérablement
diminuée, ce qui fait que les matières sulphureuses, salines, terrestres, etc. qui ont
été séparées des autres principes par la force
du mouvement, et qui ne sont plus que des
espèces d'excrémens qui corrompent la masse
des fluides, séjournent dans le corps et y
causent différens désordres. C'est par la transpiration que l'économie animale se délivre
continuellement des parties devenues hétérogènes ; elle en a plus besoin que dans aucun

autre tems, quand, par des travaux ou des exercices volontaires qui sont excessifs, la décomposition des fluides occasionnée par les frottemens, est plus considérable que de coutume. Si dans une pareille circonstance la transpiration sensible et insensible vient à s'arrêter tout-à-coup, parce qu'on fait succéder un repos parfait à un très-grand mouvement sans prendre de cordiaux et d'excicitans propres à maintenir ses effets, l'inflammation de quelques parties est inévitable.

Le calorique constituant qui s'est dégagé avec plus de promptitude et d'abondance qu'à l'ordinaire des fluides et des solides pendant la durée de l'augmentation du mouvement, est ce qui cause l'érétisme des solides et les sels acides qui proviennent des humeurs décomposées sont ce qui épaissit les fluides en les refroidissant et en les disposant à l'inertie.

On pourroit dire beaucoup de chose sur une matière aussi intéressante, mais il n'est question ici que d'indiquer les causes principales des maladies sans chercher à expliquer le mécanisme par lequel elles s'engendrent.

20. Les maladies convulsives et spasmo-diques : ce sont celles qui consistent dans des contractions involontaires des nerfs et des muscles et dans l'irrégularité du mouve-ment des esprits animaux. Ce désordre est si grand que l'empire de l'ame est méconnu, et que des parties sont agitées sans qu'il soit parti d'ordre du centre commun des sensa-tions pour les faire mouvoir.

On a beaucoup écrit sur ces sortes de ma-ladies, mais jusqu'ici on n'est pas parvenu à en faire connoître l'essence. Je ne me flatte pas d'être plus heureux que ceux qui en ont parlé avant moi ; tout ce qui tient à l'orga-nisation des nerfs, au principe du mouve-ment et du sentiment sur lequel on n'a point d'idées fixes, est si obscur qu'on ne peut que hazarder des doutes dans une matière aussi couverte de ténèbres.

Ce qui est certain, c'est que les maladies convulsives et spasmodiques n'ont lieu que quand les nerfs éprouvent quelque irritation intérieurement ou extérieurement. Des enfans se trouvent-ils piqués par des vers répandus dans le canal intestinal ? ils sont aussi-tôt travaillés de spasme ; d'autres individus de l'âge le plus tendre éprouvent-ils, à l'époque

de la dentition, de forts agacemens? ils sont
exposés aux convulsions; des adultes res-
sentent-ils également de vives douleurs, quelqu'en soit la cause? ils sont sujets à ressentir
des mouvemens spasmodiques dans les nerfs.

Il convient de remarquer que ce n'est pas
seulement dans les cas de tourmens qu'il se
manifeste du spasme et de véritables convulsions; il existe des principes de maladies qui, sans exciter de fortes douleurs, sont
néanmoins capables de produire des mouvemens spasmodiques; tels sont les miasmes
des maladies putrides et malignes, de la
peste, de la petite vérole, du pourpre et de
beaucoup d'autres maux; tels sont les principes des poisons, même de ceux qui ne sont
que foiblement irritans.

Tout ce qu'on peut dire de plus positif sur
les maladies convulsives, c'est qu'elles sont
très-mauvaises et n'arrivent jamais sans exposer la vie à de grands dangers, n'importe
qu'elle en soit cause; qu'elles soient une
suite de l'effet de quelque poison ou des
germes des maladies dont il vient d'être
parlé, ou de quelque cause irritante; dans
tous les cas, c'est un mal très-à craindre et

qu'on doit chercher à calmer aussi-tôt qu'il arrive.

Les affections spasmodiques sont occasionnées par tout ce qui est capable de produire de fortes irritations sur les nerfs et d'y exciter de la rigidité, de mettre le calorique dans un grand mouvement et de causer des agitations sur le genre nerveux.

On ne sauroit donner que des notions vagues sur ces sortes de maux, sans appeller à son secours le mouvement intestin. En effet, n'est-ce pas lui qui augmente la chaleur naturelle dans la dentition des enfans, en donnant du développement aux germes primitifs ? N'est-ce pas lui qui, dans les affections où il règne de la putridité décompose les humeurs et met les sels qu'ils contiennent dans le cas de produire des irritations ? N'est-ce pas lui qui développe dans les fluides des principes qui n'y étoient pas avant son action, ou qui y produit des combinaisons capables de troubler l'ordre économique ?

3°. Les différentes espèces de paralysies : on est encore moins instruit sur l'essence de ces sortes de maux, que sur celle des maladies convulsives. Tout ce qu'on sait de

certain à ce sujet, c'est que leur siège est
dans les organes du mouvement et du sentiment dont l'action est quelquefois presqu'entièrement détruite dans certaines parties;
c'est que le cours des esprits animaux est
dérangé, soit que les vaisseaux capillaires
des nerfs, qu'ils sont destinés à parcourir,
soient obstrués, soit que ces esprits soient
eux-mêmes altérés, et que la secrétion en
soit considérablement diminuée. En tout cas
il est certain que dans ces sortes d'affections
les nerfs perdent en grande partie leur action
et cessent d'être en état de faire mouvoir les
muscles par des vibrations ou par l'impulsion
des esprits animaux.

Le mouvement intestin étant seul capable
de changer les combinaisons des principes
élémentaires et de faire varier par là les
qualités du corps, on doit avoir recours à lui
pour expliquer les désordres qui arrivent aux
nerfs dans les cas de paralysie. Ses effets
peuvent être tels qu'il ne s'élabore plus d'esprits vitaux et animaux, ou que ceux qui se
préparent n'aient plus les qualités requises
pour produire l'action nerveuse et musculaire; il peut aussi développer des principes
léthifères qui détruisent ou affoiblissent considérablement

sidérablement l'organisation des agens du mouvement et du sentiment. On ne peut proposer que des doutes sur un sujet où l'on n'a point de données certaines.

Il convient cependant d'observer que le gaz acide carbonique est ami des nerfs, puisque les eaux minérales et les autres boissons qui en contiennent, agissent sur eux d'une manière salutaire, même dans les cas de paralysie. Ne pourroit-on pas en conclure que le mouvement intestin a trop d'intensité dans les cas de paralysie, pour que les esprits animaux puissent continuer à se filtrer dans le cerveau, le cervelet et la moëlle épinière ? que les principes qui servoient à les produire se combinent d'une manière différente et ne donnent plus, ou presque plus d'esprits ?

En effet, les causes ordinaires de la paralysie sont des excès dans le boire et le manger, l'abus des spiritueux, de la bonne chère, des aromates, et en général de ce qu'on appelle épiceries, l'épuisement causé par les plaisirs de Vénus et par des exercices ou des travaux forcés, les répercussions d'humeurs nuisibles ou de transpiration supprimée. Dans tous ces cas, le mouvement intestin peut avoir des suites fâcheuses en passant au degré putride.

4°. Les maladies de la quatrième classe sont celles qui affectent l'esprit, soit en agitant les nerfs et troublant le sommeil, comme l'hypocondrie, la manie et la folie, soit en épaississant le sang, en ralentissant son mouvement et en produisant un sommeil continuel, comme l'apoplexie, la léthargie, la catalepsie, etc.

La nature de ces différentes espèces de maladies n'est pas mieux connue que celle des précédentes. Proviennent-elles des altérations et des vices des humeurs, ou sont-elles simplement nerveuses comme celles dont il vient d'être parlé ? c'est sur quoi il n'est pas aisé de prononcer.

Dans l'apoplexie, la plethopse et l'épaississement du sang peuvent être considérés comme causes principales, car la plénitude des vaisseaux sanguins peut être telle que les pulsations du cœur et des artères soient empêchées ou réduites à très-peu d'effet. Cependant, il y a des apoplexies nommées séreuses, où l'abondance du sang n'est pas la cause principale. Après avoir lu le chapitre suivant, on pourra concevoir la formation de la plupart des maladies de ce genre.

Les causes de la mélancolie, de la manie et de la folie ne sont pas plus évidentes que celles des autres maladies qui attaquent le genre nerveux. Les affections de l'ame, un grand fond de sensibilité, des contrariétés et de forts chagrins qu'on est dans le cas d'éprouver, du penchant pour tout ce qui est capable de mettre les passions en mouvement toutes ces causes et une infinité d'autres peuvent troubler l'ordre des fonctions de la tête et par conséquent de l'esprit.

Je donnerai, dans le chapitre suivant, quelqu'éclaircissement sur l'origine du genre de mal dont il s'agit, ainsi que sur la léthargie, la catalepsie qui ne diffèrent guères de l'apoplexie.

5°. La cinquième classe de maladies est la plus nombreuse, c'est celle qui renferme les différentes espèces de cachexies, comme scorbutiques, vénériennes, hectiques, etc.

On comprend, sous le nom de cachexie, toutes les maladies qui proviennent de la décomposition des humeurs, opérée par la présence d'un levain ou vice étranger; les affections scorbutiques sont de ce genre, parce qu'un vice ou une humeur étrangère déprave les fluides et leur fait perdre leurs qualités naturelles. Le mal qui résulte du *virus* syphilitique constitue aussi une cachexie, puisqu'il tend à déranger l'ordre des fonctions en corrompant la masse des liquides et en les assimilant à sa nature. Le squirre et le cancer, la goutte et le rhumatisme, les maladies de poitrine, sur-tout la pthysie; enfin, tous les maux (le nombre en est très-grand) ou des humeurs étrangères et nuisibles, soit qu'elles se développent spontanément, soit qu'elles soient reçues par le contact et par les différentes espèces de contagion, altèrent les liqueurs animales et en pervertissent les propriétés, sont des cachexies. Ainsi les maladies psoriques, où le sang et la lymphe se décomposent, les plaies et les ulcères dont la matière pénètre dans l'économie animale, les ulcérations intérieures et les différentes espèces de pthysies qui en résultent, le lait répandu et une infinité d'autres infirmités sont des cachexies.

Il est évident que c'est le mouvement intestin qui donne naissance à ces sortes de maux. Se développe-t-il par accident un levain putride dans le système, ou un pareil levain tout formé est-il transmis dans la masse des humeurs, en voilà assez pour que ce levain, qu'on appelle vice quand ses effets sont très-funestes, fasse passer la fermentation du degré spiritueux au degré putride, et pour que les fluides se dénaturent peu-à-peu ; cela se fait par un mécanisme à-peu-près semblable à celui par lequel du vin se convertit en vinaigre par l'addition d'un levain de ce dernier. La différence consiste dans les cas de maladies dont il s'agit, en ce que les levains, au lieu d'être acides, sont putrides, et qu'au lieu d'aigrir simplement les liqueurs animales, ils les décomposent peu-à-peu en les dépravant et en les faisant tomber en putréfaction. Voici d'où vient que leurs effets sont lents.

Les progrès des cachexies sont en général peu rapides ce qui provient de ce que leur levain est peu actif ou peu abondant, et encore plus de ce que la nature fait effort peu journellement pour se délivrer de ce qui l'opprime.

Toutes les fois qu'elle sent qu'un ennemi cherche à la détruire, elle fait effort pour s'en délivrer en animant l'action nerveuse et musculaire. Cet effort donne lieu à la fièvre, la fièvre à des crises de transpiration ou d'autres espèces. Ces crises procurent l'évacuation d'une partie de la matière morbifique ou des levains putrides dont il vient d'être parlé, ce qui met les individus chez qui ce combat a lieu, un peu à l'aise pendant quelque tems; mais comme il reste du levain (on pourroit dire du venin, puisque c'est un véritable poison) le combat recommence, parce que le levain continue à agir sur les humeurs et à les assimiler à ses qualités par l'augmentation du mouvement intestin qui est porté jusqu'à la putridité.

Ces combats se renouvellent souvent ; ils se répètent ordinairement tous les jours ; les forces s'épuipuisent à la fin, parce que le frottement use les solides, et parce que le mouvement fermentatif poussé trop loin, décompose les fluides.

Tel est le fatal mécanisme par lequel s'engendrent les cachexies ; telle est aussi la manière de concevoir comment elles peuvent subsister pendant un certain tems sans que les forces en soient considérablement diminuées ; comment elles s'arrêtent par intervalle pour reprendre ensuite leur cours avec plus de force, et comment enfin elles finissent par anéantir entièrement les forces et détruire tout-à-fait l'ordre économique.

CHAPITRE VIII.

D'une cause générale de maladies qui se trouve répandue dans les trois règnes, et qui n'a été jusqu'ici que foiblement apperçue.

IL est surprenant qu'on ait fait jusqu'ici si peu attention à une cause générale de maladies, qui se rencontre dans les trois règnes et qui produit des effets très-funestes dans le système. Cela prouve qu'avant la révolution qu'a subi depuis quelques années la chymie, les lois de la nature et le mécanisme par lequel elle opère ses prodiges, n'étoient qu'imparfaitement connus. La médecine n'a pas moins besoin que la chymie d'une révolution. Quoiqu'elle se soit fort éclairée depuis un siècle, et qu'on en ait banni les causes occultes et les remèdes fondés sur la superstition et sur les anciens préjugés, il reste encore beau-

M 4

coup à y faire pour qu'elle soit uniquement fondée sur l'expérience et la saine raison.

Cependant il semble qu'on auroit dû appercevoir plutôt l'analogie qui se trouve entre l'agent morbifique le plus répandu et les humeurs blanches qui servent à arroser et à lubréfier les différentes parties du corps. Les coagulations fréquentes de ces sortes d'humeurs, les engorgemens auxquels elles donnent lieu, auroient dû faire présumer qu'il existe un agent général de ces sortes de désordres.

L'espèce de causes morbifiques dont il s'agit ne produit pas seulement des coagulations et des engorgemens de lymphe; elle altère et vicie cette humeur au point de la rendre mordicante et capable de corroder les organes de son élaboration ou les autres parties sur lesquelles elle se porte, en y causant des plaies et des ulcères du plus mauvais caractère. Tels sont par exemple les squirres et les cancers, les ulcérations à la suite des dépôts de lait, les plaies aux poumons, les érosions sur la peau dans les maladies psoriques, les ganglions et les autres tumeurs qui se manifestent dans la goutte, etc.

Ces sortes d'accidens ne sont pas les seuls

d'oseille et plusieurs autres, sont des sels surabondans en acide, qui sont produits par
le règne végétal. Le tartre qui se développe
dans l'économie animale et se dépose sur les
dents, dans les reins et dans la vessie, en y
formant des concrétions pierreuses sur les
parois des vases, où on laisse séjourner de
l'urine, sont des espèces de sels de ce genre
du règne animal. Les expériences faites sur
les calculs tirés des animaux, attestent que
ces corps étrangers contiennent de l'acide,
ce qui doit les faire ranger dans la classe des
sels neutres acides. Le phosphore que la
chymie moderne emploie si souvent pour
faire des expériences, est lui-même une espèce de sel neutre acide. L'acide est uni
dans cette combinaison avec une matière
subtile qui n'est, à proprement parler, que
la matière ignée.

Les sels avec excès d'acide ont une analogie marquée avec les humeurs blanches qu'ils
ont la propriété de décomposer, ce qui vient
sans doute de ce qu'ils se combinent avec la
terre calcaire qui entre dans la composition
de ces humeurs. Il n'est donc pas étonnant
que ces sels qui pénètrent souvent dans le
systême avec les différentes boissons qui leur

servent de dissolvans, donnent naissance à tant de maladies.

Le sel seléniteux et les différentes espèces de magnesies qui se trouvent presque partout où il règne des pierres calcaires, sont évidemment des sels surabondans en acide. Les eaux qui coulent dans l'intérieur de la terre sur des pierres calcaires, s'empreignent de ces sels. Les physiciens savent depuis long-tems combien sont contraires à la santé les eaux qui en contiennent. Le sel séléniteux et les autres sels neutres avec excès d'acide du règne minéral, sont si funeste au principe de vie, sur-tout dans le premier âge, qu'ils ramollissent la substance osseuse ou l'empêchent de prendre une consistance solide et de se durcir assez pour constituer une bonne charpente. C'est là la cause la plus générale des défauts de conformation, si ordinaires aux enfans dans les pays où l'on fait usage d'eau altérée par la substance saline dont il s'agit. Cette espèce d'accident est des plus graves, puisqu'il sappe la machine jusque dans ses fondemens, en empêchant la matière des os de prendre toute la consistance dont elle est susceptible. Ce désordre est, non-seulement préjudiciable aux sujets qui l'éprouvent, mais à la société entière, à qui ils deviennent à charge, n'étant propres à aucune espèce de travail, quand les vices de conformation sont graves.

Je ne prétends pas avancer que tous les maux de ce genre soient dûs à cette cause ; je sais que beaucoup de défauts d'organisation proviennent de vices héréditaires qui passent des pères aux enfans, et que le *rachitis* est de ce nombre ; je sais aussi que le défaut de soins et les accidens qui en résultent, soit coups, soit chûtes, contribuent souvent à faire prendre aux membres des formes irrégulières. Il n'est pas moins vrai de dire que le plus grand nombre de gens contrefaits le sont par l'effet d'eaux malfaisantes. Cela est si vrai qu'on en voit beaucoup plus dans certains pays que dans d'autres, parce qu'on y boit de mauvaise eau de puits.

Les calculs dans les reins et dans la vessie auxquels les eaux seléniteuses ou chargées de quelques sels neutres acides, donnent naissance, ne sont pas des accidens moins graves que les défauts d'organisation ; ils font infailliblement périr ceux chez qui ils s'engendrent, si on n'en fait pas l'extraction et l'opération par laquelle elle se pratique, met toujours la vie dans le plus grand danger.

Il est si vrai que les eaux séléniteuses, ou qui contiennent des sels surabondans en acide, ont la propriété de former des concrétions en coagulant les humeurs lymphatiques, bilieuses, etc. que par-tout où l'on fait usage de ces sortes d'eaux, des pierres ou des graviers dans les reins et dans la vessie en sont les funestes suites. Eh ! comment ne produiroient - elles pas des corps étrangers dans le corps humain, puisqu'elles donnent lieu à des incrustations pierreuses dans les canaux artificiels, par où elles sont conduites d'un lieu à un autre? Qu'on examine les canaux par où l'eau d'Arcueil passe dans différens quartiers de Paris, on verra qu'il s'y forme des incrustations qui , par laps de tems, finissent par les remplir tout-à-fait.

L'eau d'Arcueil contient du sel séléniteux, parce qu'elle a été filtrée à travers un sol gypseux et calcaire. Autrefois on la regardoit à Paris comme la meilleure, à cause de de sa transparence ; on est bien revenu de cette erreur , depuis qu'on sait qu'elle engendre la pierre et donne lieu à des défauts de conformation. On ne s'en sert plus que dans un petit nombre de quartiers, où il est difficile de faire monter de l'eau de la Seine; par exemple, sur la montagne Sainte-Geneviève. Il faut espérer qu'on parviendra à vaincre cet obstacle, et qu'en peu d'années on renoncera tout-à-fait à l'eau d'Arcueil.

L'eau de la Seine n'a d'autre inconvénient que d'être sale, c'est - à - dire, chargée de terre, quand cette rivière se déborde et se répand sur les terres; mais outre qu'il est facile de la purifier par les fontaines artificielles ou par le simple dépôt, il n'y a rien à craindre, pour la santé, de la partie terreuse qu'elle contient. La terre n'est qu'une partie étrangère à l'eau; elle n'est nullement nuisible à la santé.

Il en est de même de l'eau de presque toutes les grandes rivières, sur-tout de celles qui coulent sur un fonds de sable vitrifiable. par exemple, l'eau de la Loire est de très-bonne qualité. Cependant les habitans d'Orléans lui préfèrent l'eau de leurs puits, parce qu'elle est plus claire; aussi remarque-t-on parmi eux beaucoup de gens contrefaits et un grand nombre d'enfans attaqués de la pierre, ce qui n'arriveroit pas si on renonçoit , dans cette ville , à l'eau de puits , pour adopter entièrement celle de la Loire.

On remarque aussi que les eaux de mauvaise qualité sont sujettes à causer la perte prématurée des dents , parce que les sels acides qu'elles contiennent en dissolvent la substance. Dans la Beauce , où en général l'eau n'est pas bonne , mais néanmoins pas assez mauvaise pour causer autant de défauts d'organisation qu'à Orléans , on perd les dents de bonne heure ; cela vient de ce que le sel contenu dans cette eau altère et vicie les sucs salivaires avant de passer dans les premières voies. Il y a beaucoup de pays où la mauvaise qualité de l'eau fait perdre les dents prématurément , même aux hommes qui vivent le plus simplement et qui sont rapprochés par là de l'état de nature. Il est reconnu qu'en général les habitans de la campagne conservent plus long-tems leurs dents que ceux des villes, ce qui provient de ce que les premiers s'échauffent moins que les autres , et sortent moins de la simplicité naturelle pour la vie animale. S'il arrive dans quelques cantons que les habitans de la campagne soient exposés comme ceux des villes à perdre leurs dents avant l'époque fixée par la nature, cela vient évidemment des mauvaises qualités de l'eau dont ils se servent.

Il y a des eaux qui, sans contenir en apparence de principes nuisibles à la santé, puisqu'on n'en retire point par les procédés chymiques, sont cependant nuisibles; telles sont en général les eaux de puits. En supposant qu'elles renferment du gaz acide carbonique en grande abondance ou du gaz nitreux, qui est très - contraire au principe de vie, cela ne suffit - il pas pour les rendre mal-faisantes? On ne peut réussir, il est vrai, à en retirer ces principes, parce qu'ils sont très-volatils et peu concentrés, et aussi parce qu'ils sont susceptibles d'être décomposés, par l'action du feu; c'est à tort qu'on en concluroit qu'ils n'existoient pas avant qu'on en fît l'analyse.

Il est reconnu que le gaz acide carbonique se trouve dans les puits où la fermentation de la terre le fait passer. Le gaz nitreux s'y trouve comme par-tout ailleurs et en plus grande abondance, parce qu'une fois introduit dans ces cavités, il n'en sort pas aisément, d'autant plus qu'il y est fixé par la fraîcheur qui y règne.

Il est si bien démontré que l'eau qui

contient

contient un sel surabondant en acide, est pernicieux à la santé, qu'on a vu les habitans de quelques villes cesser d'être sujets à la pierre et aux défauts d'organisation, parce qu'ils s'étoient procuré de meilleure eau où avoient adopté l'usage de l'eau de rivière en abandonnant celle de puits, ou en ne s'en servant que pour les usages les plus communs.

Le procédé le plus simple pour éprouver l'eau, est celui par lequel on y fait fondre du savon; s'il se résout parfaitement, l'eau est de bonne qualité; si la partie huileuse du savon se coagule et forme des espèces de petits floccons, l'eau est mauvaise, à moins qu'on ne la fasse bouillir avant de s'en servir.

Il en est de l'eau de puits comme de l'eau de neige, en la faisant bouillir, elle perd ses mauvais principes et cesse d'être nuisible. Que conclure de là? sinon que ces deux espèces d'eau sont empreignées de principes volatils dont les effets sont contraires à la santé, et que l'action du feu leur fait perdre ces principes.

Nous venons de voir qu'il existe dans l'atmosphère des fluides aëriformes qui peuvent

vicier l'eau en s'introduisant dans les puits.
Le gaz nitreux est du nombre de ces principes, et celui qui est le plus préjudiciable
à la vie animale. C'est plutôt un mixte qu'un
principe; on l'appelle ici principe, parce
que c'est un agent de maladie. D'ailleurs,
on peut distinguer les principes simples des
secondaires et appeller principes secondaires
les mixtes les plus simples. Il ne s'agit pas
ici de disputer sur les mots.

L'eau peut devenir insalubre dans l'atmosphère comme dans les entrailles de la
terre; l'eau de neige en fournit la preuve.
Cette espèce d'eau dérange la digestion et
cause des coliques d'éstomac; elle produit
méme des engorgemens lymphatiques et
donne lieu aux goîtres. Ce n'est pas la seule
impression du froid qui cause ces accidens,
puisqu'on peut prendre des glaces sans en
être incommodé. Le gaz nitreux se trouve
répandu dans toute l'atmosphère, sur-tout
dans les tems froids et lorsqu'il règne des
vents du Nord, parce que le froid est favorable à sa formation, et parce qu'il est
plus abondant vers le pôle qu'ailleurs. L'eau
venant à se congeler dans l'air et à former
ce qu'on appelle la neige, cette dernière

entraîne dans sa chûte et peut-être dans sa combinaison du gaz nitreux, qui reste uni à l'eau jusqu'à ce que la neige se fonde : alors une partie retourne dans l'air de nouveau, et l'autre pénètre dans l'intérieur de la terre.

Ce dernier s'insinue dans la racine des plantes, les échauffe et contribue à donner de l'activité à la végétation, lorsque la rigueur du froid a cessé. C'est ainsi qu'on peut expliquer la propriété admirable de l'eau de neige pour faire prospérer les végétaux. Il est reconnu que le nitre et ses principes leur sont favorables. Le gaz nitreux qui s'insinue dans la terre avec l'eau de neige à mesure qu'elle se fond, doit par conséquent produire les phénomènes par rapport à la végétation qu'on s'est contenté jusqu'ici d'observer sans en faire connoître la cause.

Il résulte de ce qui vient d'être exposé, que l'eau est susceptible d'être altérée de plusieurs manières par des substances salines ; que les sels avec surabondance d'acide décomposent l'humeur blanche et donnent par là naissance à plusieurs maladies d'un genre très-funeste.

De quelle conséquence n'est-il donc pas

N 2

de procurer de l'eau de bonne qualité aux habitans des villes qui en manquent ? Nul peuple n'a égalé à cet égard les Romains, qui avoient toujours soin de pourvoir les cités d'eau salubre, quelqu'obstacle qu'ils eussent à vaincre, pour leur en procurer. Il reste encore en Europe de leurs aqueducs, dont l'élévation nous étonne, parce que nous ne nous sentons pas capables d'entreprendre de si grands ouvrages. Les Romains n'étoient pas moins attentifs à construire des chemins solides et durables, qu'à diriger la conduite des eaux.

Les Français paroissent avoir pris ce peuple célèbre, à juste titre, pour modèle, par rapport aux exploits militaires. Ils ne sauroient mieux faire que de l'imiter aussi pour les objets d'utilité publique. C'est moins par des monumens qui ne servent qu'à l'ostentation, que par des travaux qui tendent à procurer les commodités de la vie, qu'une nation se montre véritablement grande aux autres peuples.

Rien n'est plus propre à faire connoître l'esprit des nations que le but vers lequel se dirigent tous leurs efforts. Une vaine gloire est-elle le mobile de leurs projets ?

Elles élèvent des édifices dont le principal mérite est d'étonner les yeux ; leur gouvernement est-il au contraire animé du desir d'améliorer le sort des citoyens ? Il porte sa principale attention du côté des entreprises d'une utilité reconnue.

Par rapport à l'insalubrité des eaux et aux principes acides qui les altèrent, on dira peut-être que s'il étoit vrai qu'elles fussent dans le cas d'être aussi souvent viciées, de cette manière que nous l'avons insinué ; les sels neutres avec excès d'acide qui se trouvent plus abondans dans certains sols que dans d'autres, se combineroient avec elles au point que dans quelques endroits il ne seroit pas plus possible de faire usage de l'eau de source que de l'eau de la mer sur les côtes et dans les ports.

Les effets des espèces de sels dont il s'agit ne peuvent pas se comparer à ceux du sel muriatique, 1e. parce qu'ils ne donnent point de goût désagréable à l'eau ; 2o. parce qu'ils se dissolvent très - difficilement, et qu'une quantité d'eau donnée n'en peut par conséquent contenir qu'une très-petite quantité. Suivant les expériences faites à ce sujet, il faut 360 gouttes d'eau pour dissoudre un grain de sel seléniteux. La goutte équivaut pour le poids à un grain ; ainsi il faut 360 parties d'eau pour en dissoudre une de ce sel ; il ne peut donc y en avoir assez dans aucune espèce d'eau pour qu'il soit sensible au goût.

Le tartre végétal et les autres sels avec excès d'acide du même règne sont également difficiles à fondre ; il faut à-peu-près autant d'eau pour dissoudre du sel de tartre, que pour dissoudre du sel scléniteux. Le sel d'oseille, qui est un autre sel neutre acide du règne végétal, est aussi fort difficile à fondre. L'indissolubilité de ces sels et leurs autres propriétés qui coïncident avec celles des sels acides du règne minéral, m'a déterminé à les comprendre tous sous la dénomination de tartres, qui est due à Paracelse. Ce chymiste est le premier qui ait bien connu le tartre et qui l'ait regardé comme une des principales causes de maladies.

Qui est-ce qui peut douter, parmi les gens versés dans la physique, et familiarisés avec les opérations de la nature, que le tartre du vin et des autres boissons fermentées, est l'agent d'un grand nombre de maladies, comme l'a observé Paracelse? que la goutte, le rhumatisme, l'apoplexie, la paralysie, la catalepsie et presque tous les maux qui attaquent les nerfs sont dûs à cette cause? que la plupart des coliques et des douleurs d'entrailles, des maux de cœur, des palpitations, des morts subites, qui sont très-souvent des effets d'une humeur goutteuse répandue dans le sang, proviennent comme cette dernière des sels tartareux, c'est-à-dire, de sels surabondans en acide? Ces sels ont la fatale propriété d'altérer les sucs nourriciers et de porter le désordre par-tout où se répand la lymphe avec laquelle ils s'incorporent. Les nerfs étant uniquement arrosés par l'humeur blanche, il n'est pas étonnant qu'ils se trouvent si souvent attaqués par ces principes malfaisans, et que les désordres les plus terribles en soient la suite. Ces sels sont un véritable poison pour le principe de vie, qui réside particulièrement dans les nerfs.

Comment, objectera-t-on, peut-il se faire que des sels qu'on emploie journellement pour rétablir la santé, soient capables de la déranger, et même de détruire la vie? On fait, avec le tartre du vin, différentes préparations médicamenteuses dont on se sert pour procurer des évacuations salutaires dans les maladies ; on fait servir les différentes espèces de magnesies à la même fin ; on fait entrer l'oseille dans des aposèmes et des bouillons altérans, parce que le sel contenu dans cette plante rafraîchit et relâche. Tous ces effets sont salutaires. Comment peut-il donc arriver que les sels qui procurent de pareils avantages soient les agens de tant de maux ? Voici la réponse qu'on peut faire à ces objections.

L'effet purgatif des sels tartareux ou surabondans en acide est une preuve qu'ils ne sauroient se combiner avec les alimens sans causer du désordre dans l'économie animale. Les purgatifs sont des altérans qui ne peuvent former des sucs nutritifs de bonne qualité. Leurs principes irritans et stimulans ne manquent jamais de causer du trouble dans les fonctions.

Si les sels avec excès d'acide, tels que les préparations de tartre et de magnesie, procurent quelquefois, ainsi que les autres remèdes purgatifs, le retour à la santé, c'est en excitant des crises, lorsqu'on les prend à des doses un peu fortes et en sollicitant l'estomac et les intestins à se dégorger. La durée des irritations qu'ils causent, étant courte et le calme se rétablissant promptement, la santé revient souvent à la suite de ces crises.

Mais quand on prend les sels avec excès d'acide en très-petite quantité, ou les autres purgatifs qui ne sont pas susceptibles d'être décomposés dans l'acte de la digestion ; c'est comme si on prenoit un poison lent, c'est-à-dire, à petite dose. Dans ces sortes de cas, les sels dont il s'agit ne produisent point d'irritations dans les premières voies ; ils ne peuvent par conséquent être chassés au-dehors ; ils passent alors dans les secondes voies avec le chyle ; là, ils s'incorporent avec la lymphe et avec toutes les humeurs blanches par un effet d'analogie ou d'attraction, qui vient sans doute de leur tendance à se combiner avec la terre calcaire qui sert de base à ces humeurs. C'est ainsi qu'en décomposant ces liqueurs, en séparant leur partie fluide de leur partie consistante, ils engendrent un grand nombre de maladies, et vont jusqu'à dissoudre ou ramollir la substance osseuse et à former des concrétions pierreuses.

D'après cette explication, on doit concevoir comment l'eau qui est empreinte de sel séléniteux ou de tout autre sel surabondant en acide, peut concourir à engendrer les maux dont il vient d'être fait mention. Ces sels ne sont pas assez abondans dans l'eau de puits et d'autre qualité qui en contiennent, pour produire un effet purgatif, c'est-à-dire, irritant sur les houpes nerveuses répandues dans le canal intestinal. Il ne peut y en avoir qu'une partie sur 360 parties d'eau, quantité trop peu considérable pour irriter. Dans ce cas, ils s'insinuent dans les secondes voies et y causent les désordres dont on vient de parler.

C'est ainsi qu'on peut concevoir que les eaux séléniteuses ou chargées de sels acides quelconques, sont dans le cas de devenir nuisibles en pénétrant dans la masse des fluides et en viciant la lymphe qu'ils recherchent de préférence aux autres humeurs; il s'en insinue peu à la vérité chaque fois qu'on fait usage de l'eau qui les contient ; mais comme cet usage est fréquent et se répète plusieurs fois par jour, il s'en accumule à la longue assez pour causer du désordre, soit en dissolvant la matière des os et en donnant lieu par là à des défauts d'organisation, soit en donnant naissance à des concrétions pierreuses dans les reins et dans la vessie.

Les défauts de conformation qui sont une suite du ramollissement de la substance osseuse, attestent que les sels avec excès d'acide qui sont contenus dans certaines eaux, s'identifient avec le chyle dans les premières voies, et qu'ils passent avec lui dans les secondes; que là ils agissent sur la lymphe qu'ils recherchent de préférence aux autres humeurs, à raison de l'analogie qu'ils ont avec la terre calcaire qui lui est unie. Ces sels coagulent la partie onctueuse et mucilagineuse des liquides, et donnent lieu par là aux obstructions du mesentère, à celles du foie et de la rate et à plusieurs autres accidens. Cette cause morbifique est une de celles qui engendrent plus de maladies.

Si les différentes espèces de sels tartareux sont produits par la fermentation, comme il est probable, n'est-il pas à présumer qu'elle en développe aussi dans l'économie animale? Le tartre du vin est évidemment un sel acide qui est produit par la fermentation. Le phosphore est de même une production du mouvement intestin porté jusqu'au troisième degré, c'est - à - dire , jusqu'à la putréfaction. Ce mouvement étant le mode d'action de la nature dans les trois règnes , il est probable qu'il se dégage des sels avec excès d'acide dans le règne animal comme dans les deux autres.

Il ne faut pas omettre de dire , au sujet du tartre du vin , que certains sols en fournissent plus que d'autres , et que les vins des pays chauds en produisent d'avantage que ceux des pays tempérés. Les vins du Languedoc , l'une des contrées les plus chaudes de la France , en fournissent beaucoup plus que ceux de la Brie et de la Picardie , où le raisin a de la peine à mûrir.

D'où cela peut-il provenir? probablement de ce que le sol où sont plantées les vignes qui donnent du vin tartareux , est calcaire et gypseux, qu'il contient cette espèce de sel que la végétation fait passer dans le raisin. Ce qui confirme cette opinion , c'est que le tartre n'est pas également abondant dans tous les pays vignobles des pays chauds. En Languedoc , qui vient d'être cité , il y a des cantons qui en produisent beaucoup , et d'autres fort peu.

Outre les eaux seléniteuses qui font passer

un sel acide dans le système, quand on s'en sert, ne peut-il pas y avoir des alimens solides qui en contiennent et qui y en introduisent avec eux ? Ne peut-il pas arriver aussi que certaines dispositions du corps humain en facilitent l'élaboration. On remarque par exemple que le sang et les autres humeurs des vieillards n'ont plus autant de douceur et de moëlleux que ceux des jeunes gens, parce que le mouvement intestin s'accroît à proportion que diminue le circulaire, et parce que la force centrifuge n'est plus chez eux assez active pour expulser toutes les immondices qu'en médecine on nomme excrémens, par les différentes voies excrétoires. Les enfans sont sujets, comme les vieillards, à la retenue des matières excrémentielles destinées à sortir par la peau, ce qui fait qu'ils sont sujets, comme eux, à plus de maladies que les adultes. Les sels tartareux qui ont passé dans le sang ou s'y sont développés par l'effet de la fermentation, font parties des matières excrémentielles qui ont de la peine à sortir par la transpiration et par les différentes émonctions du corps.

L'hiver et les pays froids ralentissent la sortie des matières excrémentielles chez les hommes de tous les âges ; cette sortie est plus difficile à la vérité chez les enfans et chez les vieillards que chez les adultes, mais ces derniers sont néanmoins exposés à éprouver, comme les autres, de la gêne à cet égard, lorsqu'ils ressentent, pendant un certain tems, l'impression du froid. Le froid comprime toutes les opérations de la nature et empêche, dans le règne animal, les différentes espèces de coctions dont il a été parlé plus haut.

Dans ce cas, l'action des solides et des fluides n'est pas assez énergique pour assimiler les parties homogènes des alimens en n'en faisant qu'un même tout, et pour chasser les parties hétérogènes dont le séjour dans l'économie animale ne peut qu'être préjudiciable à l'ordre des fonctions.

Toutes les fois que l'épuration des liqueurs animales ne se fait pas complettement, qu'il reste des impuretés capables d'altérer les saines parties, l'ordre économique ne peut manquer d'être dérangé. C'est ainsi que si la fermentation du vin n'étoit pas complette, que s'il y restoit des matières étrangères ou *feces*, dont il auroit dû être purgé, il ne se conserveroit pas et passeroit facilement à la fermentation acide.

Les liqueurs animales ne sont pas susceptibles de devenir acides par l'effet du second degré de fermentation, c'est-à-dire, de la fermentation acide. Il a été déjà observé que les substances animales n'étoient presque pas susceptibles de tourner à l'acidité de cette manière.

Cependant on ne doit pas supposer que sans fermentation de cette espèce il ne peut se développer de parties salines d'une qualité acide dans le corps humain. Lavoisier et d'autres chymistes ont démontré que les substances animales qui avoient subi le mouvement intestin jusqu'au degré de putridité, contenoient de l'acide.

Il ne faut pas croire que des maladies de putréfaction soient toujours nécessaires pour qu'il se dégage des matières putrescentes, et par conséquent des substances salines dans les fluides. Lorsque les matières excrémentielles, du moins celles qui sont destinées à sortir par la voie des pores, ne sont pas évacuées assez promptement, elles deviennent putrescentes, et par conséquent propres à développer des sels acides. Ces acides s'unissent aux parties terreuses des humeurs et forment des sels neutres avec excès d'acide, qui deviennent des agens de maladies.

Le froid et l'humidité sont ce qui gêne le plus la transpiration ; le premier, parce qu'il comprime et resserre les solides, et diminue par là le calibre des vaisseaux exhalans; la seconde, parce qu'elle bouche les pores et fait perdre aux solides leur ton naturel, ce qui les rend incapables d'expulser au-dehors les matières de la transpiration. Ces matières venant à séjourner trop longtems dans le systême, y acquièrent de la putridité; il s'y développe des sels surabondans en acide du genre de ceux qui ont été appellés plus haut sels tartareux.

L'expérience est conforme à cette théorie; il y a beaucoup plus de maladies scorbutiques dans les pays froids et humides que dans les autres, parce que la transpiration y est plus gênée; c'est particulièrement pendant l'hiver que les habitans du Groënland et de la Laponie sont exposés à gagner le scorbut, parce qu'ils ne transpirent presque pas pendant cette saison. C'est dans

dans les pays moins froids , à la fin des hivers qu'on éprouve le plus de maladies , parce qu'il s'est amassé , pendant les tems froids , des matières excrémenticielles qui sont des fermens de putridité.

CHAPITRE IX.

De la fièvre.

L A fièvre est , de tous les maux , celui qui a excité plus de controverses parmi les médecins ; ils n'ont pu jusqu'ici connoître parfaitement l'essence de ce genre d'infirmités , malgré toutes les recherches et les discussions auxquelles ils se sont livrés pour y parvenir.

La fièvre est-elle donc si difficile à connoître , et ne peut-on asseoir son jugement sur la nature de ce mal ? Quand on voudra se dépouiller de toute prévention et examiner scrupuleusement le mode qui préside aux opérations de la nature dans l'organisation animale , ou appercevra facilement en quoi réside le principe febrile et quel est

O

l'agent de cette maladie. C'est en analysant les principaux caractères de ce mal, qu'on peut faire connoitre sa nature.

Quelques auteurs ont cru que l'essence de la fièvre consistoit dans l'augmentation de la vîtesse du jeu du cœur et des artères, et que la chaleur qui l'accompagnoit étoit l'effet de l'accélération du mouvement des fluides et des solides, de leur action et de leur réaction réciproques ; mais ils n'ont point fait connoître le moteur de l'augmentation des battemens du cœur et des artères , et de l'accélération du mouvement circulaire des liqueurs animales.

Il faux d'abord observer qu'il y a trois tems bien distincts dans la fièvre ; le premier qu'on appelle le frisson , est celui où un froid plus ou moins vif, suivant l'intensité de la maladie, se fait sentir dans tout le corps, sur-tout aux extrémités, en excitant quelquefois des tremblemens dans les membres et des craquemens de dents ; le second est celui où une violente chaleur succède au frisson, laquelle cause une soif ardente et de grandes agitations; le troisième est celui où une crise de transpiration vient terminer cette scène pénible et remettre les choses dans leur état naturel.

Ces trois tems ne sont pas également bien marqués dans toutes les fièvres ; dans les fièvres continues il n'y a de frisson, pour l'ordinaire, qu'à la première invasion du mal, encore n'est-il pas considérable. Dans ces sortes de fièvres, l'augmentation de la chaleur se maintient jusqu'à la fin de la maladie ; cependant elle varie et paroît cesser dans certains instans pour recommencer ensuite avec ou sans frisson. Ces espèces d'accès secondaires s'appellent redoublemens. Les redoublemens de fièvre se terminent presque toujours par quelques crises de sueurs ou d'autres évacuations ; mais jusqu'à ce que la détente des solides soit suffisante, ces crises sont incomplettes et incapables de procurer la terminaison de la maladie.

C'est dans les fièvres intermittentes que les trois tems ; savoir : le frisson, la chaleur et la sueur, sont mieux marqués et soumis à des règles constantes. Le frisson manque rarement de se faire sentir à des heures fixes dans ces sortes de fièvres, et ordinairement il s'y prononce avec force. La chaleur lui succède toujours, et comme elle n'est en quelque façon qu'une réaction du froid, elle est proportionnée au frisson, c'est-à-dire, forte quand il a été fort, et foible quand il a été foible. La crise qui leur succède se fait en raison de l'intensité des deux premiers tems. Les sueurs sont abondantes lorsque le froid et la chaleur ont donné lieu à un fort accès de fièvre.

On peut poser des principes certains sur la nature de la fièvre, lorsqu'on connoît ses principaux caractères ; c'est après les avoir tracés que je vais exposer les causes de la fièvre et faire voir de quelle manière elles sont mises en action et produisent les phénomènes qui accompagnent l'espèce de mal dont il s'agit.

Quesnay a défini la fièvre une accélération spasmodique du mouvement organique des arteres, qui est excité par une cause irritante, et qui augmente la chaleur du corps au - delà de celle qui a lieu dans l'état naturel.

Il est certain qu'il y a du spasme dans le système vasculaire, dans la fièvre, et que les fibres nerveuses et musculaires sont dans un éréthisme général, lorsqu'elle a lieu. Le germe de la fièvre qui consiste dans une espèce de venin, produit une horripilation universelle qui est une suite de l'éveil de la nature et des efforts qu'elle fait pour se délivrer de son ennemi ; car la fièvre consiste véritablement dans un effort que fait la nature pour se débarrasser de parties hétérogènes, soit en les assimilant aux saines humeurs, soit en en procurant l'évacuation.

Les causes de la fièvre sont 1º. des matières étrangères de qualités nuisibles qui se sont introduites dans le système ; les remèdes actifs donnés à contre-tems ou à trop forte dose, les poisons, quand ils sont employés à mauvaise intention ou par des mains inexpérimentées. 2o. Les matières âcres prises en alimens ou en boissons. 3o. L'application extérieure de matières piquantes et corrosives qui échauffent, brûlent et enflamment. 4º. Les mauvaises qualités de l'air qui proviennent ou d'intempérie, ou d'altération, ou de son poids, tantôt trop pesant, tantôt trop léger, et de ses variations subites, comme, lorsque le froid succède tout-à-coup au chaud, ou le chaud au froid. 5o. Les vices du régime, comme sont l'intempérence, le mauvais choix des alimens, les trop grandes abstinences, les exercices violens, un genre

de vie trop sédentaire, un mouvement vé-
hément dans les passions, l'incontinence ou
l'excès opposé, les veilles immodérées, une
grande contension d'esprit, une disposition
naturelle du tempérament qui n'est pas d'une
trempe à pouvoir supporter des excès. 6°. La
contagion qui, dans certains cas produit par
le contact, la respiration et les exhalaisons
des fièvres putrides, scorbutiques, dyssen-
teriques, hectiques, etc. 7°. Le défaut des
excrétions et des secrétions. 8°. La suppres-
sion subite des excrétions ou des évacuations ordinaires, par quelque cause que ce
soit. 9°. Les maladies qui sont les causes
des fièvres symptômatiques, comme les inflammations, les éruptions ou exanthêmes,
les ulcères qui font passer du pus dans la
masse des humeurs ; telles sont les causes
générales de la fièvre. Comment agissent-
elles et excitent-elles l'effort par lequel la
nature cherche à se débarrasser de leur présence ? C'est ce qu'il s'agit maintenant d'examiner.

En faisant attention à la nature de ces causes,
on trouve qu'elles consistent toutes dans des
matières ou principes étrangers qui ont été
introduits ou se sont développés dans la

masse des humeurs. Or, sous quel point de vue peut-on considérer ces principes nuisibles et étrangers, sinon comme des fermens qui donnent de l'activité au mouvement intestin et mettent l'économie animale dans le cas de s'en débarrasser par l'effort qu'elle fait en allumant la fièvre ? Il y a raréfaction et augmentation de chaleur, n'est-il pas vrai, dans la fièvre ? Eh bien ! ces effets sont dûs à la fermentation ; elle n'a jamais lieu sans que les corps qu'elle attaque se gonflent et acquièrent plus de chaleur qu'ils n'en avoient auparavant. Prenons pour exemple le vin, il occupe plus d'espace lorsqu'il est en pleine fermentation qu'avant et après, et sa chaleur est augmentée, puisque si le thermemètre de Réaumur marque 10 degrés dans l'atmosphère, il en marque 18 étant plongé dans le vin en pleine fermentation. Que le cadavre d'un homme ou d'un animal soit jetté à l'eau, il se précipite au fond et y demeure, étant spécifiquement plus pesant que l'eau, jusqu'à ce que la putréfaction l'attaque ; alors il devient plus leger et surnage sur l'eau parce que le mouvement intestin en le raréfiant et en l'échauffant, car il n'y a point de raréfaction sans augmentation de chaleur, lui donne plus de volume, ce qui le rend spécifiquement plus léger que l'eau.

Eh ! comment la fermentation n'auroit-elle pas lieu, lorsque toutes les conditions propres à la développer se trouvent réunies ? D'abord les substances animales sont très-fermentescibles. Il y a, dans le système, des levains capables de l'allumer. Si elle n'acquiert pas trop d'intensité dans l'état naturel ; cela vient de ce que les fermens des premières voies ne sont pas trop actifs et de ce qu'ils sont proportionnés à l'effet qu'ils doivent produire dans les secondes voies en y passant avec le chyle ; de ce que le mouvement circulaire des fluides empêche l'intestin d'acquérir trop de force ; de ce que l'air extérieur n'ayant qu'un foible accès dans les premières voies et ne passant pas du tout dans les secondes, ne peut pas donner de l'énergie au mouvement fermentatif ; enfin, de ce que la chaleur étant réglée dans la proportion qu'elle doit avoir dans l'ordre naturel, toutes les fonctions s'exécutent en raison des causes qui les font agir et remplissent les vues de la nature pendant que ce juste équilibre existe. Mais si des fermens putrides ou plus actifs que ceux qui sont propres à maintenir l'harmonie, viennent à s'introduire ou à se développer dans le système, ce qui arrive toutes les fois qu'une ou plusieurs des causes de la fièvre ont lieu, ils ne manquent jamais d'y produire leur effet et d'accroître l'action du mouvement intestin ; aussi remarque-t-on que la chaleur animale est toujours augmentée dans l'état de fièvre.

Et comme cette chaleur, ne sauroit recevoir d'augmentation sans porter atteinte aux qualités des liqueurs animales, étant soumise à des règles qu'elle ne sauroit outre-passer sans que l'ordre naturel soit troublé, il s'en suit que la fièvre est une cause de désorganisation.

On peut hardiment avancer que toute augmentation de chaleur est dans le règne animal l'effet de l'accroissement du mouvement intestin, et comme il ne sauroit y acquérir de la force sans quitter le degré spiritueux que nous avons appellé organisant pour passer au putride qui détruit les corps vivans au lieu de travailler à leur conservation, il s'ensuit nécessairement que la vie est toujours en quelque danger, lorsqu'un mouvement

febrile vient à troubler l'harmonie des fonctions.

Comment la succession de froid, de chaud
et d'augmentation de transpiration ou
d'autres évacuations, arrive - t - elle dans la
fièvre ?

L'ame étant avertie que le corps qu'elle
vivifie recèle un ennemi, elle fait jouer tous
ses ressorts pour parvenir à s'en délivrer.
Quels sont les agens de la volonté de l'ame ?
ce sont, n'est-il pas vrai, les petits corps
cylindriques qui sont répandus dans toute
l'habitude qu'on appelle des nerfs? Eh bien!
ce sont les nerfs que l'ame met en jeu pour
produire l'effort qui sert à la délivrer ; elle
les tend, de même qu'on tend le mord d'un
animal, s'il est permis de s'exprimer ainsi,
pour le faire marcher plus vîte ; il en résulte
en effet que leurs vibrations sont plus rap-
prochées et que les battemens du cœur et
des artères qui en sont une suite, deviennent plus fréquens. Le moment où la tension
générale des nerfs commence, est celui où
un sentiment de froid et d'horripilation,
saisit tout le corps. On est alors dans un
état tel qu'il semble que le sang ne circule
presque plus. Dans ce moment, le calibre

des vaisseaux est singulièrement retréci par l'éréthisme et le spasme général dont les nerfs sont travaillés.

A ce sentiment de froid, il en succède bientôt un tout opposé. La réaction à laquelle donne lieu ce premier effort de l'ame et des nerfs qui sont ses ministres, cause une augmentation de chaleur qui est due à l'accélération du mouvement circulaire et à l'action du mouvement intestin. Dans ce second tems de la fièvre, les fibres nerveuses et musculaires se déploient, leurs contractions sont plus actives et plus fréquentes qu'à l'ordinaire, le cœur et les artères produisent par conséquent leurs pulsations plus souvent et avec plus de force.

Une telle augmentation de mouvement et d'action, ne sauroit manquer de produire un effet extraordinaire. Les pores sont dilatés par la chaleur et laissent un passage plus libre à la matière de la transpiration, qui, étant poussée au-dehors par une force centrifuge plus énergique que de coutume, sort du corps plus facilement et plus abondamment. D'autres crises, soit par les selles, soit par les urines, concourent aussi à terminer la fièvre, sinon tout-à-fait, du moins pour quelque tems. Mais le mouvement circulaire et encore plus l'intestin, ayant donné de l'exaltation aux humeurs et mis par là les pointes salines à découvert, elles se font sentir sur les voies urinaires en y causant des ardeurs et des cuissons, ou sur les intestins en y excitant des coliques. Ces successions de froid, de chaleur et de crises se répètent jusqu'à ce que toute la matière fébrile soit chassée au-dehors.

L'augmentation de chaleur ne produit pas seule cet effet; qu'on fasse bouillir des liqueurs ou des substances animales tant qu'on voudra, si on ne les décompose pas en les brûlant, elles conservent toujours une saveur douce; cependant le degré de chaleur de l'eau bouillante nécessaire pour cuire des viandes ou d'autres substances animales, est infiniment plus fort que celui qui a lieu dans l'économie animale, même dans le cas de fièvre. Il faut donc qu'un autre agent concoure avec la chaleur à donner de l'exaltation aux liquides.

Qu'est-il besoin de le chercher bien loin pendant qu'on sait que la fermentation fait contracter de l'âcreté aux substances alimentaires, quand on lui donne le tems de les saisir et qu'elle y développe des sels si on la laisse agir assez long-tems. Un exemple tiré des choses qui se passent le plus communément sous nos yeux nous fera juger de la puissance du mouvement intestin sur les corps. Qu'on mange de la raye trop fraîche, elle est dure et coriace ; qu'on la mange à son point, c'est-à-dire, lorsqu'elle n'a pas trop fermenté, elle est tendre et d'un goût agréable ; qu'elle soit gardée trop long-tems, la saveur qu'elle produit cesse d'être agréable ; elle cause des nausées par sa mauvaise odeur et pique la langue, parce que la fermentation putride y a développé de l'alkalescence.

Je choisis des exemples parmi les choses les plus communes et dont l'usage est journalier, afin que tout le monde puisse en saisir l'application. D'ailleurs en physique on ne doit rien dédaigner, tout est digne de l'attention de l'observateur ; souvent une opération de cuisine ou un usage très-commun est plus propre à nous faire connoître le mode de la nature dans ses opérations, que les plus beaux discours et les plus belles théories.

Je trouverois moins extraordinaire qu'on

prétendît admettre l'influence du mouvement întestin au degré commençant de la putridité , que de voir rejetter jusqu'à la fermentation spiritueuse dans le systême, parce qu'elle n'y développe pas des esprits capables de toucher nos sens. En effet, il s'y manifeste de la putridité , au moins dans les matières excrémenticielles. L'odeur qu'elles répandent et la promptitude avec laquelle elles se corrompent , ne laissent là-dessus aucun doute ; on ne peut pas néanmoins en conclure qu'il en existe dans les secondes voies , pendant que l'ordre naturel est intact.

Ceux qui doutent que les substances ou liqueurs animales soient susceptibles de fermentation spiritueuse , peuvent s'en convaincre en considérant ce qui se passe dans la confection du fromage qui demande les mêmes précautions que le vin pour devenir de bonne qualité ; qu'on ne croie pas que ce soit le même degré de fermentation qui produit du fromage agréable au goût et du fromage pourri et fétide. Le degré du mouvement intestin par lequel s'opère le premier, n'est certainement pas celui par lequel le second se déprave. La fermentation organisante préside à la confection du premier, pendant que le second est un produit de la désorganisante. Les relations des voyageurs font mention d'une liqueur fermentée faite avec du lait de jumens, dont font usage les Tartares. Le lait, qui est une liqueur animale, est donc susceptible de produire des esprits et par conséquent de subir la fermentation spiritueuse ; ce qui n'empêche pas qu'il ne l'ait déjà subie dans le systéme, mais à un degré très - leger ; il faut avouer que celle-ci est très-foible par rapport au mouvement circulaire et au défaut d'air dans les secondes voies ; d'ailleurs, le lait n'est, à proprement parler, que du chyle, qui n'a encore subi qu'un premier mouvement de fermentation. Ce qui suit prouve que le lait et ses principes sont susceptibles de fermentation spiritueuse, et en même tems qu'elle est l'agent de l'organisation animale.

La meilleure manière de préparer un ferment pour cailler le lait, consiste à préparer le *caseum* qui se trouve dans l'estomac du veau de la manière suivante : prenez l'estomac d'un veau qui n'a été nourri qu'avec du lait, et qu'on n'a laissé vivre que quinze jours ou trois semaines. Faites tomber sur un plat ou sur une assiette le *caseum* contenu dans l'estomac de ce veau ; ôtez-en les poils et les ordures que vous y remarquerez ; remettez-le ensuite dans le ventricule du veau, en y ajoutant une petite pincée de sel, deux ou trois clous de gérofle et la moitié d'une noix de muscade ; fermez ensuite l'estomac en le liant avec une ficelle à ses deux orifices ; mettez-le après dans un petit pot de grais ou dans un vase de fayance de la capacité d'environ deux livres ou un peu plus ; versez par-dessus le sac une demie bouteille d'eau-de-vie qui ne soit pas forte, ou si elle l'est, affoiblissez-là avec un peu d'eau ordinaire, de manière que le sac qui contient la présure de veau soit par-tout arrosé et couvert de cette liqueur ; fermez exactement le vaisseau avec un parchemin en double qui doit être bien ficelé ; mettez le tout dans une cave fraîche et laissez fermenter pendant environ un mois ; au bout de ce tems, vous trouverez que l'eau-de-vie aura pénétré dans le sac et se sera incorporée avec la présure ; vous la passerez à la chausse comme une liqueur, ou avec un linge fin, et vous la renfermerez dans une bouteille que vous boucherez exactement. Quand il s'agira d'en

faire

faire usage, soit pour faire des crêmes, du fromage ou du caillé doux, on en employera plein une cuillier à bouche pour deux pintes de lait, en y ajoutant le sucre nécessaire et quelques gouttes d'eau de fleurs d'orange. Il faut que le lait soit sortant de l'animal, ou chauffé à un degré, équivalent pour qu'il puisse se coaguler ; étant froid, il ne le feroit que fort lentement ; étant trop chaud, il ne le feroit pas du tout, au lieu que s'il est tiède, le ferment produit son effet tout de suite.

C'est moins pour faire connoître la meilleure manière de cailler le lait et d'en faire des préparations d'autant plus agréables qu'il n'y entre rien de dégoûtant, que pour tirer quelques inductions de ce qui s'y passe, que j'ai rapporté la recette du meilleur ferment.

On a dû remarquer qu'il y a un levain ou ferment dans l'estomac, qui est moins un dissolvant qu'un principe d'assimilation, c'est-à-dire, qu'un agent qui imprime aux substances alimentaires le mouvement intestin du genre qui est nécessaire pour organiser. Il a été dit et répété plusieurs fois que le degré spiritueux étoit celui qui étoit propre à produire et à organiser les corps. C'est celui-là que ce ferment développe.

Ce ferment se conserve dans un esprit ardent peu concentré, ainsi qu'il a été observé, au lieu qu'il se détruiroit dans de l'esprit - de - vin , et dans des esprits moins forts ; cela prouve qu'une trop vive chaleur le dénature. L'excès de chaleur que produit la fièvre doit donc décomposer les fermens de l'estomac et les rendre putrides.

Le ferment dont-il vient d'être parlé n'exhale point de mauvaise odeur ; d'où on peut conclure qu'il ne contient rien de putride.

Ce ferment se conserveroit un grand nombre d'années sans perdre ses qualités. Est-il étonnant d'après cela que les fermens des maladies , sur-tout celui de la peste se conservent si long - tems sans perdre leur propriété, quoique ces sortes de fermens soient toujours, d'après nos principes, d'une qualité putride.

Tavernier, célèbre voyageur , rapporte des choses surprenantes qui ont quelque rapport avec les fermens ; il dit que les flèches empoisonnées dont se servent les sauvages, et même des peuples à demi civilisés de l'Affrique , peuvent produire leur effet destructeur plus de cent ans après qu'elles ont été préparées, ce qui se fait en irritant des serpens et d'autres animaux venéneux pour leur faire dégorger leur venin. La fureur dans laquelle se mettent ces animaux exalte leur poison et le rend plus actif; ce venin est une espèce de ferment; il agit en développant le mouvement intestin qui le met dans le cas d'assimiler à sa nature tout ce qu'il rencontre, et comme il est ennemi du principe de vie, il tend à le faire perdre aux êtres vivans auxquels il est appliqué.

Des observations sur la nature des fermens et sur leur manière de se développer, sont plus instructives que des raisonnemens sans règle ni mesure, qui portent souvent à faux. Ce n'est pas en s'élevant au-dessus de sa matière et en prenant un élan qui la fait, pour-ainsi-dire, perdre de vue, qu'on réussit le mieux à la bien traiter.

Persuadé que rien n'est plus capable que des exemples, d'établir la théorie de la fermentation sur une base solide, je vais citer quelques faits pris dans le règne végétal, qui prouveront que les fermens produisent des effets très-extraordinaires : qu'on coupe du bois pendant que la sève est en mouvement, c'est-à-dire, pendant le travail de la végétation, ce bois est sujet à deux accidens fort contraires à l'usage qu'on en veut faire. D'abord les vers l'attaquent tout de suite et en rongent l'écorce et l'aubier. En second lieu, ce bois travaille sans cesse, sur-tout dans les changemens de tems ; c'est particulièrement aux époques où la végétation a le plus d'activité et où la fermentation agit avec plus de force que ce travail a lieu.

Pourquoi les vers recherchent-ils avec plus d'avidité le bois qui a été abattu pendant que la sève étoit en mouvement, que celui qui est coupé aux époques qui semblent déterminées par la nature ? Parce que la sève qui est élaborée par le mouvement intestin, a plus de saveur, des sucs, plus doux, et contient plus de principes nutritifs ; parce que cette sève se trouve déposée dans le bois coupé à contre-tems , où elle fermente peut-être et subit de la putridité. Or, on sait combien les vers recherchent tout ce qui a éprouvé la putréfaction, quelque légère qu'elle ait été.

A l'égard des mouvemens qui ont lieu dans les fibres du bois coupé mal-à-propos dans les changemens de tems et aux époques

où la végétation a plus de force, on n'en peut-
coujecturer autre chose, sinon qu'un ferment, y ayant été retenu et comme suffoqué, y réagit, toutefois que l'humidité et
une chaleur suffisante, le mettent dans le
cas de le faire. C'est une propriété qui reste
fixe et inhérente au bois qui n'a pas été
abattu dans un tems propice. Il seroit bien
difficile d'expliquer ce phénomène sans appeller à son secours la fermentation, car il
est évident que le germe du végétal ayant
été arrêté dans son cours, et comme je
viens de dire, suffoqué, Il réagit quand
les conditions favorables à son mouvement
se rassemblent.

Un autre exemple pris dans le règne animal et végétal tout ensemble, nous fera voir
ce que peut la fermentation spiritueuse dans
l'économie animale : qu'on fasse fermenter
ensemble des blancs d'œufs ou leur substance entière qui est très-putride, dans de
l'esprit ardent ou dans de l'eau-de-vie ordinaire, qui ait au moins vingt degrès
et qu'on tienne le tout renfermé dans un
vase, il s'en exhalera, au bout de quelques
jours, une odeur suave qui n'existoit ni dans
l'eau-de-vie ni dans les œufs avant cette fer-

mentation ; qu'au lieu d'eau - de - vie on se serve d'eau ou de liqueurs aqueuses mixtes pour faire fermenter la substance de l'œuf, elle s'y corrompra bientôt et exhalera une odeur très-fétide. La conséquence à tirer de cette expérience ne prouve - t - elle pas que les substances animales sont susceptibles de subir la fermentation spiritueuse, quand elle est secondée , et qu'abandonnées à elles-mêmes ou mêlées avec des liquides qui ne leur donnent pas cette direction , elles tombent en putréfaction ?

Croit-on que les corps vivans ne produisent point d'odeur indicative du mouvement intestin spiritueux ou putride ? Qu'on compare l'espèce de parfum qui s'exhale de la bouche fraîche d'un jeune homme ou d'une jeune fille bien portans , avec l'odeur presque cadavereuse qui sort des corps malades , de ceux des gens mal organisés , des vieillards et de tous les individus chez qui le mouvement intestin incline vers la putridité , on verra si la fermentation spiritueuse et la putréfaction n'ont pas lieu jusqu'à un certain point dans les corps vivans.

La fermentation est par-tout, et travaille par-tout à organiser ou à détruire des corps suivant le degré de force qu'elle a. Elle existe non-seulement dans les trois règnes, où elle est le principal agent des merveilles de la nature que nous admirons avec raison, mais dans l'atmosphère terrestre, qu'elle rend tantôt favorable, tantôt contraire au principe de vie, suivant son degré d'énergie. Les vapeurs méphitiques qui empoisonnent le fluide invisible qui nous anime, d'où proviennent-elles, sinon de la fermentation? Les brouillards épais qui interceptent la lumière et frappent notre odorat d'une manière désagréable, qu'est-ce qui les produit, sinon le mouvement fermentatif dans l'intérieur de la terre et dans la région basse de l'atmosphère? Lorsque les vapeurs terrestres peuvent s'élever jusqu'à la hauteur où les liquides se congèlent, l'eau par l'effet du froid se purifie au lieu de se corrompre. Le froid porté au degré de congélation a la propriété d'arrêter les effets de la fermentation et d'en suspendre le cours. Les substances les plus putrides placées dans la glace et dans la neige ne se corrompent point. Les sauvages du Canada conservent leur gibier et leur poisson dans la neige pendant qu'elle ne se fond pas, et comme ils ont des montagnes qui en sont toujours couvertes, c'est pour eux sûr moyen de conserver leurs provisions. On est étonné de voir, dans le tems caniculaire, à Madrid, capitale d'une des contrées les plus ardentes de l'Europe, du poisson de mer très-frais, quoiqu'elle en soit fort éloignée La neige, dont les hautes montagnes de l'Espagne sont couvertes presque toute l'année, est le moyen dont on se sert pour transporter le poisson très-frais au loin.

Il est démontré que le froid a la propriété de suspendre les effets de la fermentation et que par conséquent les vapeurs aqueuses sont à l'abri de ses effets dans les hautes régions de l'atmosphère. Mais il n'en est pas de même dans les basses, et comme des parties plus denses s'élèvent aussi de la terre jusqu'à une certaine hauteur, elles fermentent ensemble et produisent des miasmes de maladies ou au moins des brouillards qui frappent quelquefois l'odorat, d'une manière désagréble. On pourroit les regarder comme une espèce de répercussion de la transpiration de la terre. Le froid de l'atmosphère, que le changement de vent et de tems produit quelquefois tout - à - coup, la saisit toute fumante. Ses vapeurs sont condensées par le froid dans la région basse et forment le phénomène quelquefois incommode que nous observons.

On remarque donc par-tout les effets du mouvement intestin ; non-seulement on en trouve des traces dans les trois règnes, mais jusque dans l'air qu'on respire : nul corps n'existe qui n'en ait éprouvé et qui n'en éprouve tous les jours les effets , parce qu'elle est non-seulement un agent de production , mais de destruction. Les corps durs , comme le bois , la pierre résistent long-tems à son action ; mais à l'aide des sels de l'air qui lui servent de coins , elle pénètre dans les corps les plus indestructibles ; à l'aide de l'humidité qui la seconde merveilleusement ; à l'aide de l'air qui est également un de ses moteurs , elle vient à bout d'anéantir tout ce qu'elle a pu produire. Les vers , ces êtres destructeurs qui commencent à exister , lorsque les autres finissent leur carrière , sont aussi d'un grand secours au mouvement intestin pour désorganiser les corps. Ces insectes , qui font le premier chaînon du règne animal , attaquent non-seulement les corps organisés , mais ils vivent à leurs dépens pendant leur vie. L'homme, les quadrupèdes, les volatils et presque tous les animaux d'un certain volume, sont dévorés par les vers même pendant leur vie. La nature, pour multiplier le nombre de ses productions, les a, pour ainsi dire, entassées les unes sur les autres, et les unes dans les autres. D'un côté, on voit des animaux vivre dans d'autres animaux; d'un autre côté, on voit des végétaux (les plantes parasites) implantés sur d'autres végétaux. Les minéraux sont confondus les uns avec les autres, les métaux parfaits sont mêlés et mêmes combinés dans l'intérieur du globe avec les minéraux ordinaires. La nature se plaît, pour ainsi dire, à confondre et mêlanger ses productions, sans avoir égard à leurs qualités. Le diamant se trouve à côté ou dans l'intérieur d'une pierre grossière.

Cette mère commune semble envisager les choses sous un point de vue bien différent que nous; à ses yeux rien n'est vil; elle apprécie autant celles de ses productions dont nous ne faisons pas de cas, que celles que nous recherchons avec le plus d'avidité. L'homme rapporte tout à ses besoins et à son amour-propre; il se regarde comme le maître du monde ; il dispose de tout , et soumet tout à son empire ; il enchaîne les élémens , puisquil retient l'eau par des digues ou l'élève par son industrie ; il se rend maître du feu , puis quils sait le faire servir comme agent à élever de grands fardeaux , et à faire mouvoir des machines étonnantes ; il fait produire à l'air en le comprimant des effets merveilleux ; il sait abbaisser ou élever le sol de la terre , tantot pour mettre de niveau les terreins quil veut fertiliser , tantot pour donner de l'écoulement aux eaux , et pour se mettre en sûreté par des forteresses élevées ou entourées d'eau. Après cela , doit - on s'étonner qu'il sache dompter les animaux et plier les végétaux en les faisant servir à ses besoins ?

Revenons à la fièvre qui fait le sujet de ce chapitre. Ce qui vient d'être rapporté peut répandre quelque lumière sur son essence , en faisant voir qu'il existe des germes primitifs dans tous les corps organisés, et que l'altération de ces germes dans le corps humain , est ce qui cause les maladies , surtout la fièvre. Ceux qui sont répartis dans l'estomac et dans les intestins, qu'on peut supposer être d'une nature acide et spiri-

tueuse, venant à s'exalter en contractant
de la putridité, portent le principe de l'alkalescence dans les secondes voies où ils
pénètrent avec le chyle. Le sang et les autres
fluides perdant par.- là leur caractère spiritueux, pour en prendre un putrescent, ne
remplissent plus le but de la nature et ne fournissent plus un arrosement balsamique sur
toutes les parties. Elle fait un effort auquel on
a donné le nom de fièvre, pour opérer une
épuration et séparer le pur de l'impur en
écartant comme matières nuisibles et étrangères, toutes les impuretés qui se sont combinées avec les saines humeurs. Cet effort
est produit par une augmentation d'action
nerveuse et musculaire qui rend les contractions du cœur et des artères plus éner-
giques qu'à l'ordinaire.

La fièvre a trois périodes ainsi qu'il à été
déjà observé. Le frisson, la chaleur, et la
sueur. Le premier est celui de l'éveil de la
nature où le levain de la fièvre semble glacer
tout le corps, quoique la chaleur interne
ait plus forte que de coutume ; ce qui indique
que le froid extérieur ne provient que de l'é-
réthisme et du mouvement spasmodique des
nerfs, qui ne se tendent que pour mieux

agir et parvenir plus sûrement à expulser les matières nuisibles. Si cet effet étoit dû à la prétendue coagulation qu'on suppose que les fermens fébriles opèrent sur les humeurs, le froid seroit général et il n'y auroit pas d'augmentation de chaleur à l'intérieur. Celle que la fièvre produit est due au mouvement intestin qui se trouve augmenté par la présence de ces fermens et à l'accélération du mouvement du cœur et des artères. La sueur est une conséquence de cette augmentation de mouvement et de chaleur.

Les symptômes de la fièvre sont, 1º l'accélération, la force et la vîtesse du pouls; 2º. L'augmentation de chaleur et la rarefaction des fluides; 3º. la respiration plus prompte; 4º. Un sentiment pénible de l'assitude, qui empêche les mouvemens du corps; 5º. La douleur et la rougeur de tête; 6º. La soif, les nausées, le mal de cœur, le vomissement, les angoisses; 7º. L'insomnie, l'agitation ou l'assoupissement, le dégoût, les rapports, l'ardeur, la sécheresse, la couleur pâle du corps.

La fréquence du pouls est ce qui décèle particulièrement la présence de la fièvre. Les autres symptômes peuvent manquer dans certains cas ou être si foibles qu'on ne les apperçoivent presque pas.

Les principales indications à remplir dans le traitement de la fièvre essentielle, consistent à seconder les efforts de la nature dans la séparation des impuretés qui souillent les saines humeurs et à rétablir les fermens de la bouche, de l'estomac et des intestins, qui sont viciés ; le mouvement intestin porté jusqu'à la putridité, les a corrompus, en produisant un excès de chaleur. Il faut calmer la chaleur, arrêter les progrès de ce mouvement et expulser les matières étrangères qui entretiennent la fièvre. Les antiputrides refrigérans ou acidules qui ont la propriété de calmer la fièvre ; les amers qui ont celle de diminuer la force de la fermentation ; les purgatifs qui procurent l'évacuation de la matière febrile ; telles sont les bases du traitement qu'exige la fièvre.

CHAPITRE X.

Du régime.

LE traitement des maladies se compose de deux choses ; savoir : le régime et les remèdes. Je vais traiter du premier ; les seconds feront le sujet du dernier chapitre.

Le régime consiste dans un usage modéré et proportionné à l'état où l'on se trouve, des alimens, des boissons, du mouvement, du repos, et en général dans une juste combinaison de six choses non-naturelles.

Toutes les maladies ne demandent pas les mêmes règles ; dans les unes, il faut du mouvement et dans les autres du repos. Les unes exigent la diète la plus sévère, les autres n'interdisent pas la nourriture accoutumée, pourvu que la qualité et la quantité en soient réglées et proportionnées aux besoins ; mais il faut dans toutes un air pur et qui soit souvent renouvellé.

Ce fluide est le principe de la vie. Respirc-t-on un air pur, on jouit d'une bonne santé, si des excès n'en trouble pas, par ailleurs, l'harmonie. Se trouve-t-on placé dans une atmosphère chargée de miasmes, on éprouve des lésions de fonctions quelque exact que soit le régime de vie.

Une des conditions les plus essentielles pour se bien porter, consiste à renouveller souvent l'air des habitations, et à le purifier par les différens procédés que la physique indique. Les vapeurs anti-putrides, telle que celles de vinaigre, de baume, de genièvre, sont les meilleurs moyens pour régénérer l'air dans les appartemens. Le calorique procure aussi cet avantage en dissipant les miasmes qui se sont combinés avec l'air. Ce moyen peut non seulement servir à purifier l'air dans les habitations, mais même extérieurement, en produisant un embrâsement assez considérable. On est souvent parvenu à dissiper des épidémies en mettant le feu à des bois ou des forêts; c'est ce que Hippocrate conseilla aux Athéniens dans une contagion pestilentielle qui désoloit leur pays. Ils avoient tant de confiance dans les lumières de ce grand homme, qu'ils se déterminèrent à brûler des bois situés dans le voisinage du chef - lieu de leur république.

Le

Le succès répondit à leurs espérances , et ils furent délivrés d'un fléau qui les désoloit depuis long-tems. Le héros français , dont la valeur a dèjà délivré les habitans des deux rives du Nil , du joug de leurs oppresseurs , a signalé son entrée en Egypte par des embrâsemens. Ils ont été peu considérables ; mais il est à présumer qu'il feroit servir les bois de ces belles contrées à préserver son armée des ravages de la peste si ce mal venoit à s'y répandre. L'imitateur d'Alexandre dans la rapidité de ses marches, dans la hardiesse de ses entreprises, dans l'intrépidité qui en accompagne l'exécution, veille très-soigneusement, comme son modèle , à la conservation de ses compagnons d'armes. Un général , qui s'honore du titre de membre d'une société de savans , ne sauroit manquer de profiter des lumières qu'il y a puisées et que les artistes dont il forme son conseil de salubrité , ne cessent de lui mettre sous les yeux.

Le vinaigre et les autres anti - septiques sont aussi très - propres à détruire la malignité des miasmes putrides; ils se combinent ensemble de telle sorte que les derniers sont comme enchaînés par l'effet de leur neutralisation avec les premiers. On peut tirer le plus grand avantage des anti-septiques ; non - seulement ils sont propres à parfumer les vêtemens et les habitations, mais même à faire une espèce d'arme défensive, quand on est exposé à l'influence de l'air extérieur : on peut tenir, sous le nez et devant la bouche, un mouchoir imbibé de fort vinaigre ou de celui vulgairement appellé des quatre - voleurs. On peut également porter des voiles ou des espèces de masques auxquels sont attachés des linges ou des éponges impregnés d'anti-septiques qu'on renouvelle souvent.

On distingue le régime en conservatif, en préservatif et en curatif. A l'aide du premier, on parvient à conserver la santé ; à l'aide du second, on peut se mettre à l'abri de l'influence des maladies. Ces deux espèces de régime concernent l'hygiene ; mais le curatif concerne la thérapeutique.

Les préceptes qui enseignent à connoître le régime, forment la diététique et l'usage même de ces préceptes, est ce qu'on appelle diète ; de sorte que la diète et le régime sont presque la même chose. Cependant on entend par diète une privation plus rigoureuse des alimens et par régime une méthode qui trace des règles pour prescrire l'usage des choses non naturelles, suivant l'occurrence des cas et des circonstances.

On doit avoir égard dans l'observation du régime, à l'âge, au sexe, au tempérament, aux habitudes, à la manière de vivre, au climat et à tout ce qui peut causer des variations. Par exemple, il faut donner souvent à manger aux enfans d'après le conseil d'Hippocrate, parce qu'ils sont naturellement voraces, et mangent non - seulement pour se conserver, mais pour se développer. D'ailleurs, leurs organes digestifs étant encore foibles, ils ne tirent pas toute la substance nutritive de leurs alimens, d'autant plus que leurs dents sont encore foibles et peu nombreuses, et qu'ils ne se donnent pas le tems de mâcher. Ils font, par inadvertence, ce que les vieillards font par nécessité. Ces derniers manquent ordinairement de dents et par conséquent ne divisent pas assez leurs alimens quelque soin qu'ils y apportent, ce qui contribue à rendre leurs digestions souvent mauvaises.

Les hommes, dans la première époque de leur vie, ont besoin de beaucoup dormir.

Le sommeil tient les fibres dans un état de souplesse et de détente, qui est favorable à leur extension. A mesure qu'il avancent en âge, ils ont moins besoin de dormir et de suivre strictement le régime. Les adultes, bien organisés doivent se conduire suivant leurs goûts, leurs besoins et leurs états. S'ils s'écartent quelquefois des règles générales et se permettent quelques excès, leur constitution peut les supporter, pourvu qu'ils sachent réparer leurs fautes. Tous les hommes doivent être astreints à un régime sévère dans l'état de maladie. Mais il n'en est pas de même lorsqu'ils sont en bonne santé ; ce seroit les rendre malheureux que de les asservir à des règles austères sans nécessité. Les préceptes de la médecine sont quelquefois si sévères, qu'on a fait un adage pour les tourner en ridicule ; *qui medicé miseré vivit.*

Le régime est nécessaire dans la vieillesse comme dans l'enfance. A cet âge, les forces vont en décroissant ; il faut donc prendre garde aux excès et aux défauts de régime, qui pourroient avoir de fâcheuses suites : on n'est plus, à cet âge, capable de supporter en exercice, en travail, en nourriture, ce

qu'on supportoit aisément dans l'âge viril.
Les gens délicats ne doivent pas attendre
la vieillesse pour s'assujétir à l'observation
du régime ; ils ne doivent jamais le perdre
de vue. En se conduisant avec prudence,
en sachant se priver des choses qui leur sont
contraires, ils peuvent espérer d'étendre
leur carrière et souvent de la prolonger au-
delà du terme ordinaire aux hommes les plus
robustes; ce sont ceux qui ne s'écartent pas
des préceptes de l'hygiene, qui ont les plus
longs jours.

Les femmes sont en général plus déli-
cates que les hommes ; elles doivent être
comprises par conséquent parmi les foibles
constructions. Les incommodités habituelles
auxquelles elles sont sujettes, les peines attachées à la reproduction qu'elles ont à supporter, tout cela contribue à rendre leur
santé chancelante et à leur faire éprouver
beaucoup d'infirmités qui sont inconnues aux
hommes. Elles le sentent fort bien : aussi
les voit-on rarement se livrer à des excès
dans le boire et le manger. Les jouissances
auxquelles elles sont plus sensibles, sont celles
qui tiennent à la joie et au plaisir. Leurs nerfs
sont très - aisés à émouvoir ; ils se montent

aisément sur le ton qui produit la peine ou le plaisir. Les femmes étant moins occupées que les hommes et ayant peut-être besoin de plus de dissipation pour leur faire oublier les peines attachées à leur condition, il n'est pas surprenant qu'elles soient ardentes pour tous les genres de plaisirs, excepté ceux de la table dont elles font peu de cas, sinon pour y paraître avec éclat en y développant leurs graces et leurs talens. Il y a cependant des exceptions à cette règle; il existe des femmes qui savent tenir tête aux hommes le verre à la main; mais le nombre en est petit parmi celles qui ont reçu une bonne éducation.

Les saisons et les climats doivent aussi apporter de la différence dans la manière de vivre. On peut se permettre plus de viande et de spiritueux en hiver qu'en été, parce que la fermentation putride est moins à craindre, et parce qu'on a besoin de remplacer le calorique naturel qui manque dans cette saison par l'artificiel. Les parties grasses des substances animales et les esprits des boissons fermentées abondent en calorique. Cependant on ne doit pas se permettre d'user de ces choses avec excès, même en hiver, sans quoi il en résulteroit des dérangemens.

Les alimens les plus légers, comme les légumes, les fruits, le lait, sont les plus appropriés à la chaleur de l'été; on doit plus s'oc-
cuper dans cette saison de calmer la chaleur
que d'en produire. D'ailleurs, il faut éviter
tout ce qui peut donner de l'énergie au mouvement intestin. On doit prendre les mêmes
précautions pendant toute l'année dans les
pays chauds, qu'en été dans les tempérés.
Il y a cependant des exceptions à cette règle;
la chaleur peut être si forte, que le relâchement des solides donne lieu à une déperdi-
tion de substance par la transpiration, qui
épuise. Alors il faut donner du ton aux nerfs
par des spiritueux, des amers, des épiceries,
des aromates, et encore mieux des glaces,
si le pays qu'on habite procure cet avantage.
Dans les contrées ardentes de l'Asie, de
l'Afrique et de l'Amérique, on donne du
ressort aux fibres en prenant des teintures
ou d'autres préparations amères avant de se
mettre à table. Elles donnent des forces à
l'estomac, et servent à relever le ton des
fibres nerveuses et musculaires.

Il faut de plus avoir égard aux habitudes,
et se donner bien de garde de les rompre
tout-à-coup. Si un homme est accoutumé à

faire un grand usage des spiritueux , on ne
doit l'en déshabituer que par degrés , même
dans les cas de maladie , de peur qu'il ne
puisse supporter la privation subite de ce
secours. Les évacuations qui sont nécessaires
dans les maladies , doivent aussi être réglées
d'après ces principes. Tout changement subit est dangereux. On sait combien il est
pernicieux de passer subitement du chaud
au froid , et du froid au chaud. Le passage de
l'été à l'hiver , et de l'hiver à l'été , cause par
cette raison un grand nombre de maladies.

Galien , auteur d'un grand poids en médecine , a distingué relativement à l'économie animale , les choses naturelles de ce
qu'il appelle non - naturelles ; les choses
naturelles au nombre de sept , sont par
rapport au physique de l'homme , les élémens , les tempéramens , les parties , les humeurs , les esprits , les facultés et les actions.
Ces sept choses concourent à former notre
organisation. Les choses non-naturelles sont
l'air que nous respirons , la matière des alimens liquides et solides , le mouvement et le
repos , le sommeil et la veille , ce qui est
retenu dans notre corps et ce qui en sort , les
affections de l'ame.

Nous avons parlé de l'air. Nous avons dit au sujet du mouvement et du repos, qu'il y avoit des maladies qui demandoient l'un, et qu'il s'en trouvoit qui demandoient l'autre. Ce sont en général les maladies aigues ou sthéniques qui exigent le repos. Le mouvement est au contraire convenable aux chroniques ou asthéniques.

Le traitement des maladies est composé du régime et des remèdes.

Quant au choix des alimens, il est bien plus essentiel qu'il soit bien fait dans l'état de maladie que dans l'état de santé. Il ne faut point s'en charger dans le premier cas, et n'en prendre que de faciles à digérer. Il est évident qu'on doit éviter une nourriture aqueuse et relâchante dans les maladies qui proviennent du relâchement des fibres, et qu'au contraire cette qualité est nécessaire pour les cas de rigidité.

Suivant Boerhaave, et les plus grands médecins, on prévient les maladies ou du moins on y remédie, en attaquant les causes dès qu'on en apperçoit les effets. Les meilleurs préservatifs sont principalement l'abstinence, le repos, une boisson abondante d'eau chaude, ensuite un exercice modéré, mais souvent répété, jusqu'à ce qu'on s'apperçoive d'une augmentation de transpiration ; le sommeil est d'un autre côté nécessaire pour procurer de la détente dans le systéme fibrillaire et la coction des matières excrémenticielles, qui doivent produire les crises.

CHAPITRE XI.

Des remèdes.

LES anciens ont désigné sous le même nom les remèdes et les poisons ; ils les ont appellés indistinctement *pharmaca*. On donne aujourd'hui les noms de secours, de médimens, de remèdes, d'altérans aux moyens curatifs qu'on employe pour faire cesser les maladies.

Les altérans sont suivant les uns tout ce qui produit sur les solides et sur les humeurs des effets cachés. Suivant d'autres on ne doit appeller altérans que les substances médicamenteuses, qui ne sont pas soumises à l'action de l'estomac. Les purgatifs qui agissent en excitant des contractions et en provoquant la sortie de ce qui est contenu dans l'estomac et dans les intestins; les remèdes tirés du règne minéral, qui, sans exciter des contractions passent dans les deuxièmes et les troisièmes voies pour sortir par l'excrétion de l'urine ou de la transpiration, sont dans ce sens des altérans, encore faut-il faire des exceptions à l'égard des purgatifs dont plusieurs peuvent être soumis à l'action de l'estomac. La mane, la casse, et plusieurs autres, sont de ce nombre. Il arrive souvent qu'ils ne produisent aucun effet sensible, et qu'ils sont digérés comme le seroient des alimens. Ce sont en effet des substances muqueuses, qui contiennent des principes nutritifs. Peut-être ces substances ne produisent-elles leur effet purgatif, que parce qu'elles sont très-fermentercibles, et que venant à gonfler l'estomac en dégageant beaucoup d'air, elles causent une espéce d'indigestion dont des évacuations par les selles sont la suite. S'il en étoit ainsi, ces substances agiroient, comme tous les fruits très-fermentescibles de nos climats, qui relâchent et causent souvent des devoiemens.

L'effet purgatif des sels, de certaines substances métalliques, telles que les prépa-

rations d'antimoine , de quelques résines ,
comme le diagrède , la scammonée , le jalaf , etc. , est dû a un principe irritant qui sol-
licite les fibres à se contracter. Les nerfs
étant avertis par l'effet du sentiment dont il
sont les organes, que des principes nuisibles
ou de véritables poisons, car on ne doit pas
dissimuler que les remèdes violens ont des
qualités qui peuvent tourner au détriment
comme à l'avantage de la santé ; les nerfs,
dis-je , étant avertis que le principe de vie
est exposé par-là à quelque danger , excitent
des contractions dans les fibres musculaires
de l'estomac et des intestins , pour expulser
ces ennemis. Si on parvient quelquefois à
faire produire à ces sortes de remèdes des
effets salutaires, c'est en réglant leur dose,
de manière qu'ils n'ayent qu'autant de force
qu'il est nécessaire pour enlever la cause du
mal , et non pas assez pour détruire le principe de vie ; d'après cela on ne doit pas être
étonné que de pareils secours venant à être
administrés intempestivement , ou par des
mains inhabiles , produisent de pernicieux
effets, et souvent la mort.

On peut dire qu'il existe chez la plupart
des hommes une crédulité à l'égard des re-

mèdes, qui approche beaucoup des superstitions religieuses. Comment les gens peu ou point instruits, seroient-ils à l'abri des pièges qu'on leur tend ? Les ministres de presque tous les cultes leur promettent de leur faire recouvrer la santé par des formules ou des pratiques secrettes, et même par des miracles. Les voyageurs n'ont pas plutôt découvert quelques nonvelles plantes ou quelques autres productions inconnues, qu'aussitôt on s'empresse de leur trouver des qualités salutaires pour un grand nombre de maladies; les charlatans, dont le nombre est toujours proportionné à celui des ignorans, trompent la multitude, en mettant en pratique tous les moyens de séduction. Enfin tout ce que la nature produit dans les trois règnes, est regardé comme remède; il ne faut, dit-on, que savoir en faire usage.

Les anciens médecins étoient très-crédules à l'égard des remèdes. Les modernes le sont beaucoup moins, parce qu'ils sont plus versés dans l'art de l'analyse qui apprend à connoître les principes des corps. Parmi des milliers de choses célébrées dans les différens âges du monde, et regardées comme très-propres à remédier aux dérangemens de la santé, il s'en trouve à peine cinq ou six à qui les vrais physiciens aient une entiére confiance. Le reste n'est pas tout-à-fait regardé comme inutile, mais comme contenant peu de principes sur les effets desquels on puisse assez compter, pour les conseiller avec l'assurance qu'il en résultera du bien.

Je crois que jusqu'ici on n'a pas eu d'idées assez nettes sur les indications qui se présentent dans les différentes maladies pour faire un bon choix des remèdes. C'est parce qu'on n'a pas bien saisi la manière avec laquelle se développent les causes et les effets des lésions fonctions, qu'on n'a pu faire constamment une application heureuse des moyens curatifs. Cependant c'est une connoissance préliminaire bien nécessaire; car comment pouvoir prononcer avec certitude sur l'emploi des remèdes, si on n'a pas acquis une parfaite connoissance de la nature du mal?

Les notions qu'on pourra prendre dans cet ouvrage sur les effets du mouvement intestin relativement à l'économie animale, sur ses excès et sur ses ravages, pourront servir à rectifier les idées sur l'emploi des remèdes.

Il est de la plus grande conséquence de savoir le contenir dans de justes bornes et de savoir l'y ramener, lorsqu'il s'en est écarté. Ce sont les fermens contenus dans les premières voies qui donnent à la fermentation la direction qu'elle doit avoir. Sont-ils d'une qualité légèrement acide et spiritueuse ? La fermentation est organisante, c'est-à-dire, propre à former les individus s'ils sont d'un âge à pouvoir prendre de l'accroissement ou à les conserver dans leur état, s'ils ont passé cet âge. Les fermens sont-ils au contraire putrescens ? ils causent des désordres dans tout le système et menacent de renverser totalement l'ordre économique.

C'est un point auquel on n'a fait aucunement attention jusqu'ici, et c'est cependant celui qui en mérite d'avantage. L'amertume qui règne dans la bouche, quand on est malade, la coagulation de sucs salivaires qui y a lieu, le défaut d'appétit qui se fait sentir, sont des preuves certaines de l'exaltation de la chaleur animale et du mouvement intestin : on y remédie par des boissons acidules, par de légers purgifs ; car il est certain qu'il faut évacuer les humeurs contre nature, toutes les fois qu'il en existe ; par quelques amers qui, comme les acides, ont la propriété d'arrêter les progrès de la fermentation.

Il pourra paroître paradoxal que je conseille les amers pour détruire l'amertume qui a lieu dans toutes les maladies où le mouvement intestin incline vers la putridité, comme sont sur-tout les fièvres.

L'amertume qui règne dans ces sortes de cas est produite par un excès de chaleur. De même que lorsqu'un feu trop ardent vient à altérer les préparations alimentaires, il leur fait contracter de l'amertume, de même aussi les liquides du corps humain sont exposés à devenir amers par une action trop vive du mouvement intestin, qui augmente la chaleur naturelle. Les effets de la chaleur qui résultent de la combustion des matières inflammables, ont beaucoup de ressemblance avec ceux qui sont produits par l'action du calorique mis en mouvement d'une manière invisible. La fermentation qui n'est, à proprement parler, qu'une espèce de coction, produit d'une manière presqu'insensible des effets analogues à ceux qui ont lieu dans les corps combustibles mis en état de déflagration. L'expression dont on se sert vulgairement pour désigner que l'opé-

ration

ration par laquelle le vin et les autres boissons fermentées se forment, n'est donc pas
défectueuse. On dit communément, en parlant de ces liqueurs, que la coction en est
faite, ou qu'elles sont cuites.

On peut considérer l'amertume qui se développe dans le corps humain dans les cas de
maladie, comme une espèce d'empyreume
analogue à celui qui a lieu dans les opérations de chymie, de pharmacie, et de cuisine,
quand le feu est poussé trop vivement. L'a-
mertume qui se manifeste dans ces cas ,
est un effet de l'action trop violente du
calorique. Ce principe n'agit pas visible-
ment dans l'économie animale , mais son
action n'y est pas moins réelle et même excessive, lorsque le mouvement intestin acquiert
trop d'intensité et porte la chaleur animale à
un trop haut degré. L'amertume de la bile
est elle - même capable de lui donner de
l'activité. Au lieu que le principe amer
contenu dans certains végétaux, a évidemment la propriété, non d'arrêter tout-à-fait,
mais de diminuer les effets de ce mouvement. Tout le monde connoît les effets
du houblon sur la biere, de l'absynthe pour
empêcher le vin de s'aigrir. Il est à remar-

quer que le vin qui contient de l'amertume
naturellement, n'est pas susceptible d'éprouver cet accident.

Les végétaux qui contiennent de l'amertume produisent le même effet sur les liquides
du corps humain que sur ceux avec lesquels
on les fait fermenter artificiellement; c'est
pourquoi le quinquina et les autres amers
sont si propres à arrêter les progrès de la
fièvre, d'où l'on peut conjecturer que cette
espèce de mal provient d'un excès de fermentation. Les amers ont non - seulement
la propriété de stimuler les nerfs, et d'accélérer par - là le mouvement circulaire,
mais de ralentir l'action du mouvement intestin.

On pourroit objecter que le mouvement
circulaire n'étant que trop énergique dans la
fièvre, n'a pas besoin d'être augmenté. Il
est en effet excessif dans ce cas, mais pourquoi l'est-il? Parce qu'un ferment d'une qualité putride agite les fluides, les rarefie et
cause de l'érethisme, même du spasme dans
les nerfs. On sait d'ailleurs que cet effort
(la fièvre) par lequel la nature travaille
à se délivrer d'un ennemi réel, commence
par un frisson, c'est-à-dire par un ralentis-

sement de circulation, et que la chaleur qui succède au froid, n'est qu'une espèce de réaction, dont l'effet n'est pas de longue durée. Ces notions sont nécessaires pour agir d'après des données certaines dans le traitement des maladies, et pour saisir, sans être exposé à se tromper, les véritables indications qui se présentent tant à l'égard de la fièvre que des autres infirmités.

Les acides et les amers ne sont pas les seuls remèdes qu'on puisse employer pour diminuer l'action du mouvement intestin et arrêter sa tendance vers la putridité. Certaines substances résineuses et aromatiques, telles que le camphre, les baumes, les résines ont aussi cette qualité ; mais comme ils contiennent beaucoup de calorique, et produisent par cette raison une augmentation de chaleur dans le système, on doit employer des correctifs refrigérans, quand on les administre pour les empêcher de causer du désordre. Le calorique qu'ils renferment n'est pas la seule chose qui les rend échauffans. Leurs esprits volatils, en quoi réside leur principe aromatique, a la propriété de stimuler les nerfs et de donner à toute l'action animale une grande énergie, ce qui produit nécessairement une augmentation de chaleur; c'est une raison de plus pour ne les pas conseiller sans recommander en même tems l'usage des refrigérans , c'est-à-dire des boissons acidules et anti-phlogistiques.

Dans les maladies chroniques on doit , autant qu'il est possible , combiner les remèdes avec les alimens ; c'est un moyen assuré pour ne pas faire de double emploi, pour éviter de fatiguer les viscères abdominaux , et pour ne pas trop délayer les sucs digestifs. J'ai observé par un grand nombre d'essais sur les boissons fermentées, qu'on pouvoit en composer d'anti - putrides assez agréables au goût et aussi favorables à la digestion que celles qui sont adoptées généralement , telles que le vin , la biere , le cidre , l'hydromel , etc. ; celles dont je parle ont un grand avantage sur ces dernièrs , en ce qu'étant composées avec des anti-putrides , elles arrêtent les progrès du mouvement intestin , poussé au - delà des bornes, et rétablissent insensiblement les fermens digestifs, objet bien important , dont on ne s'est nullement occupé jusqu'ici , parce qu'on s'est obstiné à ne pas admettre de fermentation dans l'économie animale , quoique ses effets y soient très-marqués.

Si les sucs digestifs se sont altérés par une augmentation excessive de mouvement intestin et s'ils portent continuellement dans les secondes voies des fermens de putréfaction, comment peut-on se flatter d'en arrêter le cours autrement qu'en changeant cette disposition dans le systéme ? C'est ce qu'on fait sans intention marquée, en renouvellant souvent ces sucs par un très-grand usage des purgatifs. Mais ces remèdes énervent en occasionnant de violentes secousses, et détruisent les ressorts de la vie.

Il vaut mieux, au moins dans les maladies chroniques où toute nourriture solide n'est pas interdite, combattre la putridité lente qui y règne en cherchant à renouveller les sucs digestifs par des boissons fermentées qui y soient propres que, par des remèdes fatigans, tels que sont les purgatifs. Sans diminuer les forces par des remèdes, qui ne sont que trop affoiblies par l'effet des maladies, on produit chaque jour quelque changement sur la masse des liquides, et on finit par les régénérer en rappellant le mouvement intestin au degré spiritueux, c'est-à-dire en lui faisant quitter le putride pour reprendre celui qui convient à l'organisation animale.

La même méthode n'est pas applicable aux maladies aigües, sinon vers leur déclin, parce qu'on ne peut pas donner des boissons fermentées qui contiennent des esprits et échauffent par conséquent, dans les maux où une grande ardeur se fait sentir. On ne doit pas faire usage de ces sortes de boissons sans prendre de la nourriture solide.

Les boissons anti-putrides dont il s'agit ici, peuvent se composer de différentes manières : ou en combinant des amers avec des bleds qu'on a fait germer auparavant pour en composer des boissons acidules et foiblement amères, ou en amalgamant des substances résineuses et balsamiques avec différentes espèces de farineux, pour en faire des boissons encore plus anti-septiques que les précédentes. Je renvoie pour la manière de composer ces sortes de boissons au traité des affections scorbutiques, qui est annexé à cet ouvrage; on trouvera cette matière suffisamment développée à l'article du traitement de ces maladies. Je me bornerai ici à faire quelques réflexions sur l'effet de ces sortes de moyens curatifs.

Je dirai en premier lieu qu'ils ont un grand avantage sur les remèdes ordinaires, en ce

qu'ils ne fatiguent point par des secousses violentes comme font les purgatifs et tous les
irritans; que leurs effets sont doux, insensibles et conformes à la manière d'agir de
la nature.

Je dirai en second lieu qu'ils ont la propriété de régénérer peu-à-peu les divers fermens ou germes primitifs du corps humain;
de leur faire perdre le caractère putride que
leur a fait contracter l'état de maladie, pour
leur rendre la qualité acide et en même tems
spiritueuse qui leur est propre. Mais il ne
faut pas croire qu'un aussi grand changement
puisse être l'ouvrage de peu de jours. Ce
n'est que par des degrés insensibles, et par
un certain laps de tems, qu'on peut parvenir à rétablir les fermens dans leur état
naturel, encore faut-il qu'ils ne soient pas
excessivement viciés et qu'ils n'aient pas
occasionné de grands désordres, pour qu'on
puisse y réussir.

Je dirai en troisième lieu que les moyens
curatifs dont il s'agit, ont non-seulement la
propriété de changer les qualités des fermens
et des germes primitifs, mais en même tems
celles de tous les fluides, en arrêtant les progrès du mouvement fermentatif, et en le

remettant au point qui lui est naturel pour maintenir et achever l'organisation animale.

Je dirai de plus qu'en employant les remèdes simples dont il s'agit, on parvient à guérir des maladies qui ont résisté jusqu'ici à tous les efforts qu'on a fait pour les détruire. Je vais citer quelques espèces de maux qu'on ne parvient presque jamais à guérir par le moyen des remèdes usités, et qu'on peut néanmoins faire cesser en les attaquant de la manière dont il est question.

La folie est une des maladies qu'on réussit le moins à guérir, et quand on y parvient ce n'est qu'en employant des moyens violens. Eh! bien, cette maladie si terrible en apparence, cède très-facilement aux remèdes anti-putrides du genre dont il vient d'être parlé; ce qui prouve que la folie est due à une fermentation excessive qui attaque non-seulement les fluides grossiers, mais les esprits invisibles qui circulent dans les nerfs et dans la tête où ils causent du trouble, quand ils éprouvent de l'altération. Je demande aux plus grands ennemis de la fermentation, qu'est-ce qui cause ce désordre, si ce n'est le mouvement intestin porté trop loin?

Il est à remarquer que le reflux de la semence dans le sang est chez les jeunes personnes du sexe élevées sagement, qui ne sont pas mariées assez tôt ou qui ne le sont pas du tout, la cause la plus ordinaire de la folie. Ce reflux donne lieu à une augmentation de mouvement intestin et de chaleur naturelle, parce que la semence est un ferment qui agite les fluides et les solides.

La phtysie pulmonaire est une maladie qu'on guérit encore moins souvent que la folie. En la combattant avec les mêmes moyens que la folie, on peut réussir à la guérir ; si on l'attaque dès sa naissance en joignant, à ces moyens, l'usage des anti-scorbutiques et l'exercice même une agitation produite sur le lit des malades, ainsi qu'il a été expliqué dans le traité des maladies scorbutiques, à l'article de la phtysie.

La goutte et le rhumatisme sont des maux très-rebelles, qu'on réussit rarement à détruire en suivant les procédés ordinaires ; en les attaquant avec des boissons fermentées anti - putrides, on parviendra à les faire cesser, comme les deux maladies précédentes.

La paralysie, l'apoplexie sont des maux

presqu'incurables, comme il est reconnu. Que ceux qui en sont menacés , car il ne faut pas attendre que le coup soit porté , adoptent ces sortes de boissons et ils ne seront plus exposés aux accidens d'apoplexie et de paralysie. On peut même parvenir à guérir la paralysie naissante par ce moyen et à prévenir les rechûtes d'apoplexie qui manquent rarement d'avoir lieu. S'il ne convient pas d'employer le même secours contre les attaques elles-mêmes, c'est parce qu'elles demandent des remèdes d'un effet très-prompt, tels que l'émétique, la saignée, etc.

Les affections qui attaquent les dents et les organes de la vue , auxquelles on ne remédie que très-foiblement , quand elles sont graves , peuvent être traitées avec le plus grand succès par l'emploi des mêmes secours. Toutes les maladies scorbutiques qui sont très - nombreuses , sur - tout celles qui proviennent de l'alkalescence des humeurs , peuvent être guéries de la même manière. Mais je dois faire observer que les boissons fermentées dont il s'agit étant acides , pourroient causer quelques tiraillemens ou crispations de nerfs dans les entrailles , si on n'émoussoit pas leurs pointes avec des adoucissans tels que le lait, les gommes, l'orgeat, etc.

La théorie des maladies que j'établis sur la fermentation, n'est donc pas dénuée de fondement, comme les mécaniciens organiques et les autres ennemis du mouvement intestin chercheront à le persuader, puisqu'en dirigeant les traitemens d'après les principes que j'ai exposés, on parvient à guérir des maux auxquels on ne sauroit ramédier en suivant d'autres principes. On peut critiquer la manière avec laquelle cet ouvrage est rédigé; j'avoue qu'ayant été composé à la hâte, on trouvera dans le style quelques négligences qui disparoîtront dans les réimpressions. Mais lequel mérite plus d'attention de la forme ou du fond dans un ouvrage de physique sur une matière qui intéresse essentiellement la vie des hommes? Ne vaut-il pas mieux s'attacher au fond, même au détriment de la perfection du style, que de bien soigner le dernier en négligeant le premier? Je conviens que la perfection dans les deux points, seroit préférable; mais il est rarement donné au même homme d'y atteindre. Ce n'est qu'à force de soins et de travail qu'il réussit dans le plus essentiel.

Comme il pourra résulter des avantages réels pour la conservation du genre humain, du changement auquel mes principes donneront vraisemblablement lieu dans le traitement d'un grand nombre de maladies, je n'ai pas cru devoir tarder à les faire connoître. Je me reserve de perfectionner par la suite, la manière avec laquelle ils sont exposés. Dailleurs je mepropose de profiter pour perfectionner mon ouvrage, des observations des hommes judicieux qui, en adoptant les bases de ma doctrine, croiront qu'on peut y faire quelques changemens utiles. L'amour du bien est ce qui me guide; ainsi je me ferai un plaisir de recevoir de mes confrères les instructions qui tendront à rectifier mes idées et à les mettre dans le cas de procurer plus d'utilité.

Un avantage bien précieux qu'on peut retirer des moyens curatifs que j'ai indiqués, c'est le peu de dépense qu'ils occasionnent, quoiqu'ils procurent plus sûrement le retour de la santé que la plupart des drogues exotiques qu'on paye fort cher. Combien de malades ne se font point traiter, parce qu'ils craignent qu'on leur conseille des remèdes d'un prix au-dessus de leurs facultés ? Les boissons fermentées que je propose, ne doivent pas coûter plus de trois décimes la pinte, prises chez ceux qui les composeront pour les vendre et les personnes qui les feront chez elles, se les procureront à un moindre prix. Ces boissons n'occasionnent pas de surcroît de dépense, en ce qu'elles sont médicamenteuses et alimentaires en même tems, car il convient de les boire en mangeant. La quantité n'en doit pas être considérable ; souvent un bon verre à chaque repas suffit et il n'en faut jamais plus d'une bouteille par jour. Elles n'empêchent pas l'usage des autres boissons fermentées, pourvu qu'il soit très-modéré, autrement on détruiroit l'effet qui en en peut résulter.

Je suis bien éloigné de chercher à insinuer que ces boissons doivent dispenser des autres remèdes, dans le cas où il est nécessaire de procurer de promptes évacuations, comme de dans ceux forte fièvre et d'inflammation, qui exigent des secours d'un effet très-pompt. Les boissons fermentées que j'indique, peuvent bien servir à prévenir ces maladies ou à en abréger le cours en en adoptant l'usage la convalescence, mais non à les guérir, dans quand elles sont formées. En général, elles ne conviennent pas aux malades à qui on est obligé de prescrire la diète, étant destinées à être prises avec les alimens Les correctifs avec lesquels il convient d'enchaîner leur acidité, sont les émolliens, les substances gommeuses, le lait, l'orgeat et les émulsions, quand il ne règne pas de fièvre forte. Je réitère, cet avertissement, parce qu'il mérite qu'on y fasse attention.

On doit s'appercevoir que mon intention est simplement de donner des apperçus sur les maladies, et non des descriptions dont on n'a nullement besoin ; parce que plusieurs auteurs se sont appliqués à en faire de très-exactes.

J'expose mes idées parmi lesquelles il s'en trouve, je ne crains point de le dire, qui présentent des vues nouvelles et des moyens propres à guérir des maladies dont on n'a pas jusqu'ici saisi le principal caractère. Plusieurs auteurs ont pressenti la nécessité d'employer des boissons fermentées dans la curation des maladies, de préférence aux boissons chaudes qui affoiblissent l'estomac, mais personne n'a encore trouvé le moyen d'en composer d'assez légères et d'assez peu

spiritueuses pour mériter d'être employées
dans les maladies.

Les modernes paraissent avoir à cet égard
la supériorité sur les anciens. Ces derniers
ont peut être mieux décrit les maladies,
mais il est incontestable que nous l'em-
portons sur eux pour la manière d'analyser
les principes constituans des corps, ce qui
nous donne la faculté de mieux connoître
les vertus des remèdes et de ne croire à leurs
effets que d'après des preuves démonstratives.

Les modernes n'ont pas comme les anciens
la simplicité de croire aux prétendues qualités
des parties similaires ; par exemple, que le
cœur, le poumon, ou le foie d'un animal,
sont propes à guérir chez l'homme des maladies qui affecttent ces parties.

On sait très-bien aujourd'hui que tout ce
qui est introduit dans les premières voies,
s'y résout et se répand dans tous le systême
sans préférence, de lieux et de parties. Ce
qui prouve d'une manière évidente que les
modernes connoissent mieux les principes
constituans des corps et leur combinaison
dans l'organisation animale, c'est qu'ils

savent rendre raison de tous les phénomènes
sans avoir besoin d'avoir recours à l'astrologie
et à la superstition , comme les anciens le
faisaient souvent.

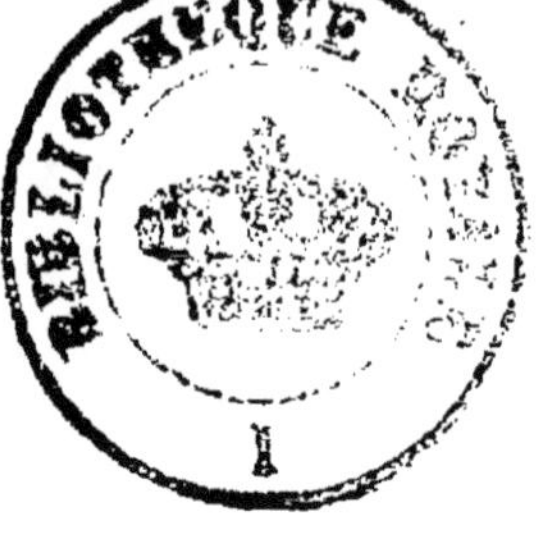

FIN.

TABLE
DES MATIÈRES
CONTENUES DANS CE VOLUME.

ERRATA.

PAGE 8, du discours préliminaire, lig. 24, dupes, *lisez :* dupe.

Pag. 9, lig. 18, des découvertes, *lisez :* de découvertes.

Pag. 24, lig. 3, des légers, *lisez :* de légers.

Pag. 28, lig. 1, ignorés, *lisez :* ignorées.

Pag. 40, lig. 1, hipothèse, *lisez :* hypothèse.

Pag. 69, lig. 24, la fermentation, *lisez : en* fermentation.

Pag. 74, lig. 4, employa, *lisez :* employe.

Pag. 87, lig. 18, capulation., *lisez :* copulation.

Pag. 91, lig. 5, de tomber, *lisez :* à tomber.

Pag. 100, lig. 16, attérés, *lisez :* altérés.

Idem lig. 18, l'attération, *lisez :* l'altération.

Pag. 111, lig. 7, consistante, *lisez :* consistance.

Pag. 115, attérés, *lisez :* altérés.

Pag. 120, lig. 3, l'artifiel, *lisez :* l'artificiel.

Pag. 142, lig. 4, du bon, *lisez :* de bon.

Pag. 149, lig. 25, doivent régner, *lisez :* doivent aussi régner.

Pag. 151, lig. 13, le dernier, *lisez* : l'avant-dernier.

Pag. 163, lig. 16, internes, externes, *lisez* : internes et externes.

Pag. 172, lig. 22, beaucoup de chose, *lisez* : beaucoup de choses.

Pag. 174, lig. 23, en soit cause, *lisez* : en soit la cause.

Pag. 181, lig. 16, voici, *lisez* : voilà.

Idem, lig. 21, peu journellement, *lisez* : pendant long-tems.

Pag. 186, lig. 6, en y formant, *lisez* : et forme.

Pag. 191, lig. 18, il est reconnu, *lisez* : il est néanmoins reconnu.

Pag. 192, lig. 6, sont cependant nuisibles, *lisez* : sont cependant de mauvaise qualité.

Pag. 193, lig. 2, pernicieux, *lisez* : pernicieuse.

Pag. 252, lig. 2, jalaf, *lisez* : jalap.

Pag. 255, lig. 19, de sucs, *lisez* : des sucs.

Pag. 269, lig. 21, de dans, *lisez* : dans.

Idem, la convalescence, *lisez* : dans la convalescence.